U0746136

随身听中医传世经典系列

总主编◎裴颢

脉诀汇辨

清·李延昰◎撰

中国健康传媒集团

中国医药科技出版社

图书在版编目（CIP）数据

脉诀汇辨 / (清) 李延昰撰 . -- 北京 : 中国医药科技出版社 , 2024.12
（随身听中医传世经典系列）
ISBN 978-7-5214-3015-8

Ⅰ . ①脉… Ⅱ . ①李… Ⅲ . ①脉诀—研究 Ⅳ . ① R241.13

中国版本图书馆 CIP 数据核字（2022）第 023320 号

策划编辑 白 极　　美术编辑 陈君杞
责任编辑 李亚旗　　版式设计 也 在

出版 **中国健康传媒集团** │ 中国医药科技出版社
地址 北京市海淀区文慧园北路甲 22 号
邮编 100082
电话 发行：010-62227427 邮购：010-62236938
网址 www.cmstp.com
规格 880×1230mm $\frac{1}{64}$
印张 6 $\frac{1}{8}$
字数 176 千字
版次 2024 年 12 月第 1 版
印次 2024 年 12 月第 1 次印刷
印刷 北京金康利印刷有限公司
经销 全国各地新华书店
书号 ISBN 978-7-5214-3015-8
定价 35.00 元

获取新书信息、投稿、
为图书纠错，请扫码
联系我们。

内容提要

　　《脉诀汇辨》为清代李延昰所撰。全书汇辑清初以前历代脉学之精华，共十卷，包括李氏对脉学研究的心得、二十八脉、望闻问三诊、五运六气、医案以及经络藏象等。书中内容丰富、贴近临床，为脉学之大成，在中医脉学历史上具有重要地位。

《随身听中医传世经典系列》
编委会

出版者的话

中医学是中华文明的瑰宝，是中国优秀传统文化的重要组成部分，传承发展中医药事业是适应时代发展要求的历史使命。《关于促进中医药传承创新发展的意见》指出：要"挖掘和传承中医药宝库中的精华精髓"，当"加强典籍研究利用"。"自古医家出经典"，凡历代卓有成就的医家，均是熟读经典、勤求古训者，他们深入钻研经典医籍，精思敏悟，勤于临证，融会贯通，创立新说，再通过他们各自的著作流传下来，给后人以启迪和借鉴。因此，经典医籍是经过了千百年来的临床实践证明，所承载的知识至今仍然是中医维护健康、防治疾病的准则，也是学习和研究中医学的必由门径。

中医传承当溯本求源，古为今用，继承是基础，应熟谙经典，除学习如《黄帝内经》《伤寒杂病论》等经典著作外，对后世历代名著也要进行泛览，择其善者而从之，如金元四家及明清诸家著作等，可扩大知识面，为临床打好基础。

然而中医典籍浩如烟海，为了帮助读者更好地"读经典做临床"，切实提高中医临床水平，我社特整理出版了《随身听中医传世经典系列》，所选书目涵盖了历代医家推崇、尊为必读的经典著作，同时侧重遴选了切于临床实用的著作。为方便读者随身携带，可随时随地诵读学习，特将本套丛书设计为口袋本，行格舒朗，层次分明，同时配有同步原文诵读音频二维码，可随时扫码听音频。本套丛书可作为中医药院校学生、中医药临床工作者以及广大中医药爱好者的案头必备参考书。

本次整理，力求原文准确，每种古籍均遴选精善底本，加以严谨校勘，若底本与校本有文字存疑之处，择善而从。整理原则如下。

（1）全书采用简体横排，加用标点符号。底本中的繁体字、异体字径改为规范简体字，古字以今字律齐。凡古籍中所见"右药""右件""左药"等字样中，"右"均改为"上"，"左"均改为"下"。

（2）凡底本、校本中有明显的错字、讹字，经校勘无误后予以径改，不再出注。

（3）古籍中出现的中医专用名词术语规范为现代通用名。如"藏府"改为"脏腑"，"旋复花"改为"旋覆花"等。

（4）凡方药中涉及国家禁猎及保护动物（如虎骨、羚羊角等）之处，为保持古籍原貌，未予改动。但在临床应用时，应使用相关代用品。

希望本丛书的出版，能够为读者便于诵读医籍经典、切于临床实用提供强有力的支持，帮助读者学有所得、学有所成，真正起到"读经典，做临床，提疗效"的作用，为中医药的传承贡献力量。由于时间仓促，书中难免存在不足之处，亟盼广大读者提出宝贵意见，以便今后修订完善。

中国医药科技出版社

2022 年 3 月

叙

　　天人之道，一也。天有五运六气，以成四时，人之腑腧经络实因之。圣人者，人而天者也。以天道治一身，而性命各正；以天道治天下，而民物仁寿。古之圣人不为君，则为相。五帝、三王、风、牧、稷、卨、皋繇、伊尹、巫咸、太公、周召、毕散之徒，皆以治身者治世，燮和阴阳，祛除患害，以还天地之雍熙，故自古无不寿之圣人。圣人而不为君与相者，自孔子始；圣人而不登上寿者，亦自孔子始。宓犧、神农、黄帝不欲其道仅传一时，而发明之于《灵》《素》诸书，以传万世。孔子既不得为君且相焉，以治一世，又不忍若容成、倨佺、鼓、聃、庄、列之徒，仅以其道私之于一身。既悲悯忧劳，辙环啾啾，以伤其生而勤勤焉，删述笔削，诗书以传万世。不徒欲寿万世之人之身，而欲救万世之人之心，使不徒生而虚死。则医药之道直视为小数，周公列之庶官之末，孔孟亦等之巫匠之流，圣人不贵也。非圣人之不贵，亦谓所欲有甚于生，所恶有甚于死，则治心又急于治身也。世虽不古，而生民之道不可绝于是。和扁之徒，发明黄帝之旨，俾无绝于世。而长沙、河间、东垣、丹溪四氏，得引申触类而长之，著书立言以传述来兹，天下谓之四圣。四氏者，不居圣人之名，而能心圣人之心以救民物者也。先贤谓：不为良相，则为良医。四氏之徒劳于撰述而不已者，以为汤液剂铢之功在一时，不若笔之于书为功万世之大也。近世言轩岐之言者偏海内，能尽其道者旷世而少一遇也。云间李念莪先生固近代之和扁也。期叔李子，瑰才伟器，思有所为，以立效于时。既不得志，益研穷其家学，精妙入神，出而应物，往往奇效。沉痼之疾，诸家罔措，期叔按指望色而知之，忽焉起死人而肉白骨，名满南北。而期叔歉然不自足也。研几极深，撰次成书，曰《脉诀汇辨》，益畅念莪未尽之旨，凡二十余年七易稿而始定。补前圣之未备，正往贤之或差。

凡叔和、伯仁诸家之微乖偶类，无不刊而正之。条分缕晰，以明伪诀之误，以归《灵》《素》之正。譬之于书，四氏则孔子之述六经也，期叔则孟子之辟邪说也。古人谓孟子之功不在禹下，吾于期叔亦云，山海可童可渤，此书必不可废。海内宗工，故能辨之矣。

康熙壬寅午日淮南年家眷社弟彭孙贻拜题

《诊家汇辨》叙

云间期叔李先生，无所不通，医特其绪余也。医中之著述甚富，《汇辨》特其一斑也。忆数年前，《汇辨》将脱稿，先子即欲付梓。先生曰："请姑俟之。"以后先生客湘江，客天中，客济上，如冥鸿绝影，慕者无从。凡习岐黄家言者，以仆父子与先生交契，索《汇辨》者踵相接，不得而去，则误以为有所秘惜。至庚戌春，先生始南还。仆闻之大喜，迎至敝庐，邀诸骚人酒徒酣饮彻昼夜。见先生之貌益腴、气益敛，退然如不能出言词。仆外父仲谋彭先生语人曰："吾见期叔者数矣。每一引满，慷慨而谈，信心冲口。一归于行谊之正，虽老生宿儒，无不敛手而听。他若十洲洞冥、杜阳、诸皋之书，又于见闻之表，自辟天地，乃今何以遂悬绝也，是盖必有所进矣。"暇日，先生偶出其诗文若干卷，外父字字称赏，既为序而藏之。最后得其《汇辨》稿十卷，而愈见仁人用心之勤也。盖自高阳之伪诀兴，中材之士，不知有叔和，更何知有《灵》《素》，而脉始不可问矣。先生乃为诠次古今辨驳之语，类成是编，折衷一理，弥沦万言。读之不啻千门万户，五花八阵，初见者不无心怵目眩。至徐察焉，次第秩然，剪除谬种，俾天下后世复见先圣之旨，其功讵不大哉！嗟乎！输般之巧，孙吴之奇，实非径庭，要在习与不习耳。先生家有赐书，手不释卷，兼之姿悟非常，其游屐几遍海内，需以岁月之久，得成专书，然后问世，其耽玩道真，承接圣绪，诚非浅人所能喻者；宁惟收撮漂零，随世衰掇而已哉！是书也，先子每赞成之，至光夏遂睹厥成。敢不怂恿流布，公诸同好。行见子云藻翰，独留千金。聊复识数言于简端，一以慰向者索书诸君子之诚，亦以成先子未竟之志云耳。

康熙丙午竹醉日，武原刘光夏顿首拜题于岩绿居

自叙

余浪游者三十年，托刀圭以糊口，而无以辞负笈者，顾其中胡能不自愧也。所慨俗医称津筏者，则先《难经》《脉诀》。《难经》出自秦越人，其纯驳固未易论，尤怪脉者所以定吉凶、决死生，至渊微也。苟阡陌之不存，又何有于源季？宋之高阳生，一妄庸人，假晋太医令王叔和之名，著成《脉诀》。其鄙俚纰缪，取资捧腹，而阴操入室之戈。于是先圣之旨，一旦晦蚀。世之哀然传业，承讹袭舛，不复有所取裁。譬渴者饮于浊泾之流，呶呶而号于众曰："天下之水味在是。"岂其然乎！

余不敏，思有以拯之。乃汇古今之论脉者若干人，参以家学，片言只字，有当先圣，而结妄庸之舌，则拈之纸。星霜十易，积成径寸。门人辈请厘别成编，乃区为十卷，名曰《脉诀汇辨》，命收之敝篋。

客曰："固矣哉子也。凡书之有作，不藏诸名山，必传之通邑大都，将以救斯世，诏来者。君之所结集，何难羽翼经传而驰海内，仅仅衣钵于及门，似乎靳于问世者，何居？"

余起而谢曰："足下之沾沾于吾者，不虞人之明明耶！余尝皈依古先生，窃闻其教矣，错下一转语，堕野狐身五百世。使余所缀集，果醍醐也，往乞一玄晏而悬之国门，谁曰不宜？或犹未也，淹博者笑其摭拾，通达者笑其割裂，抱匮守残之徒，更笑其迂而无当。将见习高阳生之言者，不必树旗鼓而实逼处此，即以一丸泥自封，余复奈之何哉！虽然，谨闻命矣，姑付之剞劂氏，以就正长者，徐俟大国之赋，左提右挈，廓清邪说，愿以是编为前驱之乏。"

目 录

卷一 脉论

卷二　脉法根基

卷三　二十八脉（上）

卷四　二十八脉（下）

卷五 病证

卷六 奇经真脏脉

卷七 望、闻、问三诊

卷八　运气

《 卷九 医案 》

卷十　经络

卷一 脉论

多读书论

　　史称扁鹊饮上池水，故能洞见脏腑，其所治病无不立起，毋待切脉而后知者也。然扁鹊常有，而上池水不常有，则凡号为医者，脉之名义，可不讲之有素乎！

　　夫经络府俞，阴阳会通，玄冥幽微，变化极难。上古神农、黄帝、岐伯、鬼臾区等，神明天纵，何可几及？降至叔世，即有人焉，才高识妙，可以仰窥圣域，亦须精求典籍，上发金匮玉函之藏，下集专家授受之旨，学以博而渐通，心以疑而启悟。如此则借证有资，力省功倍。所谓将登泰岱，舍径奚从；欲诣扶桑，非舟莫适。

　　今者各承家伎，不事读书，附会臆见，展转相迷。初学则但知《难经》《脉诀》，泛滥则空谈刘、李、张、朱。不知《难经》时与《灵》《素》相左,《脉诀》明系入室操戈。仲景专法《内经》,余者不无出入。知而不能读,读而不能解,解而不能通,其中肯綮,固非浅识所能窥测。乃如王叔和,晋之名医也,所撰《脉经》,欲以发灵兰之秘,建后学之准,斯亦勤矣。而移易穴道,误决死期,开妄人之簧鼓,遭后来之指摘,况其下焉者乎!近者高阳生之伪诀盛行,比于鸩毒,而家弦户诵,略不可解。幸蔡西山、戴同父辈,大声疾呼,明正其罪。乃世犹充耳,奉若典谟。盖以师承既谬,先入为主,封己自限,忠告难施。将使五脏六腑之盈虚,血脉营卫之通塞,触涂成滞,胥天下而趋邪说者,岂非寡学之故,不自登于大道乎?

嗟乎!使学人而志虑渊微,机颖明发,溯流穷源,旁收曲采,善读古今之书,扶绝学于将坠,虽为执鞭,亦所欣慕。曾何待上池之水,侈为异闻也哉!

脉位法天地五行论

人配天地，而称三才，人身俨然一小天地也。凡两间之理，无所不应，他不具论。即如脉之合于五行者，粲若指掌，请得而陈之。

北方为坎，水之位也。南方为离，火之位也。东方为震，木之位也。西方为兑，金之位也。中央为坤，土之位也。试南面而立，以观两手之部位。心属火居寸，亦在南也。肾属水居尺，亦在北也。肝属木居左，亦在东也。肺属金居右，亦在西也。脾属土居关，亦在中也。

以五行相生之理言之，天一生水，故先从左尺肾水生左关肝木，肝木生左寸心火。心火为君主，其位至高不可下，乃分权于相火。相火寓于右肾，肾本水也，而火寓焉。如龙伏海底，有火相随。右尺相火生右关脾土，脾土生右寸肺金，金复生水，循环无端，此相生之理也。

更以五行相克之理言之，相火在右尺，将来克金，赖对待之左尺，实肾水也。火得水制，则不乘金矣。脾土在右关，将来克水，赖对待之左关，实肝木也，土得木制，则不侮水矣。肺金在右寸，将来克木，赖对待之左寸，实心火也，金得火制，则不贼木矣。右手三部，皆得左手三部制矣，而左手三部竟无制者，独何欤？右寸之肺金，有子肾水可复母仇。右关之脾土，有子肺金可复母仇。右尺之相火，有子脾土可复母仇。是制于人者仍可制人，相制而适以相成也。此相克之理也。

人诚能体天地之道以保其身，脉何有不调者哉！

提纲论

经曰："调其脉之缓、急、大、小、滑、涩，而病变定矣。"盖谓六者足以定诸脉之纲领也。又曰："小、大、滑、涩、浮、沉。"《难经》则曰："浮、沉、长、短、滑、涩。"仲景曰："弦、紧、浮、沉、滑、涩，此六者名为残贼，能为诸脉作病。"滑伯仁曰："提纲之要，不出浮、沉、迟、数、滑、涩之六脉。夫所谓不出于六者，亦其足统表里阴阳、虚实冷热、风寒湿燥、脏腑血气之病也。浮为阳为表，诊为风为虚。沉为阴为里，诊为湿为实。迟为在脏，为寒为冷。数为在腑，为热为燥。滑为血有余。涩为气独滞。"此诸说者，词虽稍异，义实相通。若以愚意论之，不出表、里、寒、热、虚、实六者之辨而已。

如浮为在表，则散大而芤可类也。沉为在里，则细小而伏可类也。迟者为寒，则徐缓涩结之属可类也。数者为热，则洪滑疾促之属可类也。虚者为不足，则短濡微弱之属可类也。实者为有余，则弦紧动革之属可类也。此皆大概，人所易知。

然即六者之中，复有相悬之要，则人或不能识，似是而非，误非浅矣。夫浮为表矣，而凡阴虚者，脉必浮而无力，因真阴脱于下，而孤阳浮于上。是浮不可以概言表，而可升散乎？沉为里矣，而凡表邪初感之盛者，阴寒束于皮毛，阳气不能外达，则脉必先沉紧。是沉不可以概言里，而可攻下乎？迟为寒矣，而伤寒初退，余热未清，脉多迟滑。是迟不可以概言寒，而可温中乎？数为热矣，而凡虚损之候，阴阳俱亏，气血败乱者，脉必急数，愈数者愈虚，愈虚者愈数。是数不可以概言热，而可寒凉乎？微细类虚矣，而痛极壅闭者，脉多伏匿。是伏不可以概言虚，而可骤补乎？洪弦类实矣，而真阴大亏者，必关格倍常，是弦不可以概言实，而可消之乎？

乃知诊法于纲领之中，而复有大纲领者存焉。设不能以四诊相参，而欲孟浪任意，未有不覆人于反掌间者。

因形气以定诊论

逐脉审察者，一成之矩也。随人变通者，圆机之用也。比如浮沉迟数，以定表里寒热，此影之随形，复何论哉！

然而形体各有不同，则脉之来去因之亦异，又不可执一说以概病情也。何则？肥盛之人，气居于表，六脉常带浮洪；瘦小之人，气敛于中，六脉常带沉数。性急之人，五至方为平脉；性缓之人，四至便作热医。身长之人，下指宜疏；身短之下指宜密。北方之人，每见实强；南方之人，恒多软弱。少壮之脉多大，老年之脉多虚。醉后之脉常数；饮后之脉常洪。室女、尼姑多濡弱。婴儿之脉常七至。故经曰："形气相得者生，三五不调者死。"其可不察于此乎！

而更有说焉，肥盛之人，虽曰气居于表，浮洪者是其常也。然使肌肉过于坚厚，则其脉之来也，势将不能直达于皮肤之上，反欲重按乃见，若徒守浮洪易见之说，以轻手取之，则模糊细小，本脉竟不能测。瘦小之人，虽曰气敛于中，沉数者是其常也。然使肌肉过于浅薄，则其脉之来也，势将即呈于皮肤之间，反可浮取而知。性急之人，脉数是其常也，适当从容无事，亦近舒徐。性缓之人，脉迟是其常也。偶值倥偬多冗，亦随急数。北人脉强，是其常也。或累世膏粱，或母系南产，亦未必无软弱之形。南人脉弱，是其常也，或先天禀足，或习耐劳苦，亦间有实强之状。少壮脉大，是其常也。夭促者多见虚细。老年脉虚，是其常也。期颐者更为沉实。室女、尼姑，濡弱者是其常也，或境遇优游，襟怀恬憺，脉来亦定冲和。婴儿气禀纯阳，急数者是其常也。或质弱带寒，脉来亦多迟慢。

以此类推，则人身固有一定之形气，形气之中，又必随地为之转移，方能尽言外之妙也。

运气论

尝读《内经》，至《天元纪论》七篇，推申运气，玄蕴难窥，未尝不废书三叹也。夫是天地之纲纪，变化之渊源，非通于大易洪范、历元律法之说者，其敢横心以解，矢口而谈哉！无惑乎当今之人置而弗讲久矣！先哲有言曰："不明五运六气，简遍方书何济？"如经文所载，尺寸反，左右交，指下稍尔不明，生死何从臆断。业已志医，可不沉思力索乎？

总其大纲，在五运之太过不及，而胜复所以生也。太过者，其气胜，胜而无制，则伤害甚矣。不及者，其气衰，衰而无复，则败乱极矣。此胜复循环之道，出乎自然者也。故其在天则有五星运气之应，在地则有万物盛衰之应，在人则有脏腑疾病之应。如木强胜土，则岁星明而镇星暗，土母受侮，子必复之，故金行伐木以救困土，则太白增光，岁星反晦也。凡气见于上，则灾应于下，宿属受伤，逆犯必甚。五运互为胜复，其气皆然。在病如木胜肝强，必伤脾土；肝胜不已，燥必复之，而肝亦病矣；燥胜不已，火必复之，而肺亦病矣。此五脏互为盛衰，其气亦皆然也。夫天运之有太过不及，即人身之有虚实也。惟其有虚而后强者胜之，有胜而后承者复之。无衰则无胜矣，无胜则无复矣。无胜无复，其气和平，焉得有病？恃强肆暴，元气泄尽，焉得无虚？故曰：有胜则复，无胜则否。胜微则复微，胜甚则复甚。胜复之微甚，繇变化之盛衰。

故经之所载天时、地化、人事，至详至备，盖以明其理之有合也。即如《周易》三百八十四爻，乃开明易道之微妙而教人。因易以求理，因象以知变。故孔子曰："书不尽言，言不尽意。"此其大义，正与本经相同。夫天道玄微，本不易测。及其至也，圣人有所不知。故凡读《易》者，当知《易》道有此变，不当曰变止于此也。读运气者，当知天道有是应，不当曰应尽于是也。今姑举其大略。

或疫气遍行，而一方皆病风温。或清寒伤脏，则一时皆犯泻利。或痘疹盛行，而多凶多吉，期各不同。或疔毒遍生，而是阴是阳，每从其类。或气急咳嗽，一乡并兴。或筋骨疼痛，人皆道苦。或时下多有中风。或前此盛行痰火。诸如此者，以众人而患同病，谓非运气之使然欤！至其精微，则人多阴受，而识者为谁？夫人殊禀赋，令易寒暄，利害不侔，气交使然。故凡以太阳之人，而遇流衍之气，以太阴之人，而逢赫曦之纪，强者有制，弱者遇扶，气得其平，何病之有？或以强阳遇火，则炎烈生矣。阴寒遇水，则冰霜至矣。天有天符，岁有岁会，人得无人和乎？能先觉预防者，上智也。能因机辨理者，明医也。既不能知而且云乌有者，下愚也。

然运气亦有不可泥者，如肝木素虚，脾气太盛，而运值太角，肝气稍实，脾气方平，五脏类然。又内外两因，随时感触，虽当太过之运，亦有不足之时；不及之运，亦多有余之患。倘执而不通，能无损不足而益有余乎！况岁气之在天地，亦有反常之时。故冬有非时之温，夏有非时之寒，春有非时之燥，秋有非时之暖，犯之者病。又如春气西行，秋气东行，夏气北行，冬气南行；卑下之地，春气尝存；高阜之境，冬气尝在；天不足西北而多风，地不满东南而多湿。又况百里之内，晴雨不同；千里之外，寒暄各别；则方土不同而病亦因之，此皆法外之道也。

若不知常变之道，盛衰之理，主客承制之位，每每凿经文以害经意，徒欲以有限之年辰，概无穷之天道，隐微幽显，诚非易见，管测求全，诚亦陋矣。复有不明气化，如马宗素之流，假仲景之名，而为《伤寒钤法》等书，用气运之更迁，拟主病之方治，拘滞不通，斯为大谬。又有偏执己见，不信运气，盖亦未精思耳。

是以通于运气者，必当顺天以察运，因变以求气。如杜预之言历曰："治历者当顺天以求合，非为合以验天。"知乎此而后可以言历。运气之道，独不然哉？若徒尔纷纭，执有执无，且疑且信，罕一成之见、圆机之用者，未足与议也。

太素脉论

尝读太素脉，而知其伪也。夫脉法创自轩岐，用以测病情，决死生而已，安得征休征咎，比于师巫，甚矣！杨上善之好诞也！每求其故而不得。

后见华佗拟病人于十年之后，以为病去亦十年死。病存亦十年死，病不能为人死生，因劝其人勿治。佗固汉之异人也。此以脉论耶？抑以脉中之数论耶？意此病所患既深，虽药无效，又非急证，可以迁延，计其短期，至久乃验，即如《内经》所云：某病某日笃、某日死者是也。但佗决之于十年之前，故后人遂咤为神，反至略病而重数。上善特有小慧，见佗之行事，托之太素，阴祖其意而畅其说。学人喜其新奇，互相附和，妄谓尘埃识天子，场屋决元魁，好事之流更从而和之。欺世盗名，所从来久矣。

就中亦有可录之句。如曰："脉形圆净，至数分明，谓之清，脉形散涩，至数模糊，谓之浊。质清脉清，富贵而多喜。质浊脉浊，贫贱而多忧。质清脉浊，此谓清中之浊，外富贵而内贫贱，质浊脉清，此谓浊中之清，外贫贱而内富贵。若清不甚清，浊不甚浊，其得失相半，而无大得丧也。富贵而寿，脉清而长。贫贱而夭，脉浊而促。清而促者，富贵而夭。浊而长者，贫贱而寿。"予尝以此验人，百不失一。然考其底蕴，总不出乎风鉴，使风鉴精则太素无漏义矣。至其甚者，索隐行怪，无所不至，并且诋呵正业，以为不能穷造化之巧，操先知之术。孔子曰："攻乎异端，斯害也已。"其太素脉之谓夫！

或曰，上善不足论，而佗亦有遗义耶？夫佗之技甚精，而其说又安能无弊乎？天下而尽守佗之说也，则将使病浅者日深，病深者日殆，视岐黄为赘疣，而药饵可尽废。临病不治，但委于命，弛慎疾之心，趋夭枉之路，岂不哀乎！故以病之不可治而勉求治，未必无稍延之岁月；以病之或可治而不求治，势将有坐失之机宜。须善通佗之意而一笑上善之术，斯得之矣。

审象论

夫证之不齐，莫可端倪，而尽欲以三指洞其机，则戛戛乎难之矣。语云："胸中了了，指下难明。"此深心体认，不肯自欺之言。然脉虽变化无定，而阴阳、表里、寒热、虚实之应于指下，又自有确乎不易之理。思之思之，鬼神将通之耳。

一曰，比类以晰其似，所以明相类之脉，比其类而合之，辨其异而分之，鲜不决之疑矣。如迟之与缓，似乎同也。而迟则一息三至，脉小而衰；缓则一息四至，脉大而徐。沉之于伏，似乎同也，而沉则轻举则无，重按乃得；伏则重按亦无，推筋乃见。数、紧、滑，似乎同也，而数则来往急迫，呼吸六至；紧则左右弹指，状如切绳；滑则往来流利，如珠圆滑。浮、虚、芤，似乎同也，而浮则举之有余，按之不足；虚则举之迟大，按之则无；芤则浮

沉可见，中候则无。濡之与弱，似乎同也，而濡则
细软而浮；弱则细微而沉。微之与细，似乎同也。
而微则不及于细，若有若无，状类蛛丝；细则稍胜
于微，应指极细，状比一线。弦、长，似乎同也，
而弦则状如弓弦，端直挺然而搏指；长如长竿，过
于本位而不搏指。短与动，似乎同也，而短为阴脉，
无头无尾，其来迟滞；动为阳脉，无头无尾，其来
数滑。洪之与实，似乎同也。而洪则状如洪水，盛
大满指，重按稍减；实乃充实，应指有力，举按皆
然。牢之与革，似乎同也。而牢则实大而弦，牢守
其位；革则虚大浮弦，内虚外急。促、结、涩、代，
似乎同也，而促则急促，数时暂止；结为凝结，迟
则暂止；涩则迟短涩滞，至至带止，三五不调；代
则动而中止，不能自还，止数有常，非暂之比。

一曰，对举以明相反之脉。有可因此而悟彼，
令阴阳不乱也。如浮、沉者，脉之升降也。以察阴
阳，以分表里。浮法天为轻清，沉法地为重浊也。
迟、数者，脉之急慢也。脉以四至为平，如见五至，
必形气壮盛，或闰以太息（五至），皆为无疴之象。

不及为迟，太过为数。迟阴在脏，数阳在腑。数在上为阳中之阴，在下为阴中之阳。迟在上为阳中之阴，在下为阴中之阳。虚、实者，脉之刚柔也。皆以内之有余不足，故咸以按而知。长、短者，脉之盈缩也。长有见于尺寸，有通于三部，短只见于尺寸，盖必质于中而后知。过于中为长，不及于中为短。滑、涩者，脉之通滞也。《千金》曰："滑者血多气少，血多故流利圆滑。涩者气多血少，血少故艰涩而散。"洪、微者，脉之盛衰也。血热而盛，气随以溢，满指洪大，冲涌有余，故洪为盛。气虚而寒，血随以涩，应指而细，欲绝非绝，故微为衰。紧、缓者，脉之张弛也。紧为寒伤营血，脉络激搏，若风起水涌，又如切绳转索。缓为风伤卫气，营血不流，不能疾速。数见关上，形如豆大，厥厥动摇，异于他部者，动也。藏于内不见其形，脉在筋下者，伏也。结、促者，脉之阴阳也。阳甚则促，脉疾而时止。阴甚则结，脉徐而时止。至于代、牢、弦、革、芤、濡、细、弱八脉，则又不可对举也。《三因》尽为偶名，不知既非一阴一阳，宁必过凿乎！

经曰："前大后小，前小后大。来疾去徐，来徐去疾，去不盛来反盛。乍大乍小，乍长乍短，乍数乍疏。"是二二脉，偶见也，不可不知。

一曰，辨兼至者，所以明相互之脉。大抵脉独见为证者鲜，合众脉为证者多，姑举一二，以例其余。如似沉、似伏，实大弦长之合为劳极；软浮细之合为濡之类是也。合众脉之形为一证者，如浮缓为不仁；浮滑为饮；浮洪大而长为风眩颠疾之类是也。有二合脉，有三四合脉者，然又有一脉独见而为病亦多者，如浮为风，又为虚，又为气，此一脉之证合也。

一曰，察平脉以定其常，所以明本部之脉，而治无病之候。未能精稳，将有无病妄药之弊矣。如足厥阴肝脉弦细而长，足少阴肾脉沉实而滑，足太阴脾脉沉软而缓，足少阳胆脉弦大而浮，足阳明胃脉浮长而缓，足太阳膀胱脉洪滑而长，手少阴心脉洪大而散，手太阴肺脉浮涩而短，手厥阴心包络脉浮大而散，手少阳三焦脉洪大而急，手阳明大肠脉浮短而滑，手太阳小肠脉洪大而紧。

一曰，准时令者，所以见四时之变，其状各自不同，脉与之应也。十二月大寒至二月春分为初之气，厥阴风木主令。经曰："厥阴之至其脉弦。"春分至小满为二之气，少阴君火主令。经曰："少阴之至其脉钩。"小满至六月大暑为三之气，少阳相火主令，经曰："少阳之至大而浮。"大暑至八月秋分为四之气，太阴湿土主令，经曰："太阴之至其脉沉。"秋分至十月小雪为五之气，阳明燥金主令，经曰："阳明之至短而涩。"小雪至十二月大寒为六之气，太阳寒水主令。经曰："太阳之至大而长。"

一曰，察真脏脉者，所以明不治之脉与决短期。往而不返，如水之流；止而不扬，如杯之覆。使其在肺，则上而微茫，下而断绝，无根萧索。使其在肾，则解散而去，欲藏无入，去如解索，弹搏而来，所藏尽出，来如弹石。在命门右肾与左肾同，但内藏相火，故其绝也，忽尔静中一跃，如虾之游，如鱼之翔，火欲绝而忽焰之象也。使其在膀胱，则泛滥不收，至如涌泉，以其藏津液而为州都之官，故绝形如此。

凡斯六者，皆脉中至为吃紧之处，况有象可求。学者精勤，则熟能生巧，三指多回春之德矣。若不揣者，乃妄图形象，弄巧成拙，最为可笑。夫脉理渊微，须心领神会，未可以言求，而可以图标乎？如脉之浮沉、大小、长短、弦细，犹可图也，如迟数、结促，亦何从描画乎！欲学岐黄精蕴，而为纸上筌蹄，是又执形象而趋于愚妄者矣。

脉有亢制论

经曰："亢则害，承乃制。"言太过之害也。此关于盛衰疑似之间，诊者其可忽乎！夫亢者，过于上而不能下之谓也。承者，受也，亢极则反受制也。如火本克金，克之太过，则为亢，而金之子为水，可以制火，乘其火虚来复母仇，而火反受其制矣。比之吴王夫差，起倾国之兵以与晋争，自谓无敌；越王勾践，乘其空虚，已入国中矣。

在脉则当何如？曰：阳盛者脉必洪大，至阳盛之极，而脉反伏匿，阳极似阴也。此乾之上九，亢

龙有悔也。其证设在伤寒，或因失于汗下，使阳气
亢极，郁伏于内，状似阴证，唇焦舌燥，能饮水浆，
大便闭硬，小便赤涩，然其脉虽沉，按之着骨必滑
数有力；审其失气，秽臭殊常，或时躁热，不欲衣
被；或扬手掷足，谵语不休，此阳证何疑？故经曰：
"其脉滑数，按之鼓击于指下者，非寒也，此为阳盛
拒阴也。"

阴盛者，脉必细微，至阴盛之极，而脉反躁疾，
阴极似阳也。此坤之上六，龙战于野也。在伤寒则
误服凉药，攻热太速，其人素本肾虚受寒，遂变阴
证，逼其浮游之火发见于外，状似阳证，面赤烦躁，
大便自利，小便淡黄，呕逆气促，郑声咽痛。然其
脉按之必沉细迟微，审其渴欲饮水，复不能饮，此
阴证何疑？故经曰："身热脉数，按之不鼓击于指下
者，非热也，此谓阴盛拒阳也。"

乃知凡过极者，反兼胜己之化，在于学者之细
心揣测，则诸证无不洞其真伪矣。

冲阳太溪二脉论

夫身之内，不过阴阳为之根蒂。医者惟明此二字，病之吉凶，莫不判然矣。故凡伤寒危迫，手脉难明，须察足脉。不知者竟相哗笑，更有内室，宁死不愿，以为羞耻，是又大可哀矣。予请陈其说焉。

经曰："治病必求于本。"本之为言根也、源也。世未有无源之流，无根之木。澄其源而流自清，灌其根而枝乃茂，自然之经也。故善为医者，必责根本，而本有先天、后天之辨。先天之本维何？足少阴肾是也。肾应北方之水，水为天一之源。后天之本维何？足阳明胃是也。胃应中宫之土，土为万物之母。

肾何以为先天之本？盖婴儿未成，先结胞胎，其象中空，一茎透起，形如莲蕊。一茎即脐带，莲蕊即两肾也，而命寓焉。水生木而后肝成，木生火而后心成，火生土而后脾成，土生金而后肺成。五脏既生，六腑随之，四肢乃具，百骸乃全。仙经曰：

"借问如何是玄牝，婴儿初生先两肾。"故肾为脏腑之本，十二脉之根，呼吸之本，三焦之源，而人资之以为始者也。故曰，先天之本在肾。而太溪一穴，在足内踝后五分、跟骨上动脉陷中，此足少阴所注为腧之地也。

脾胃何以为后天之本？盖婴儿既生，一日不再食则饥，七日不食则肠胃涸绝而死。经曰："安谷则昌，绝谷则亡。"犹兵家之有饷道也。饷道一绝，万众立散；胃气一败，百药难施。一有此身，先资谷气。谷入于胃，洒陈于六腑而气至，和调于五脏而血生，而人资之以为生者也。故曰，后天之本在脾。而冲阳一穴，在足跗上五寸、高骨间动脉去陷谷二寸，此足阳明所过为原之地也。脾胃相为夫妇，故列胃之动脉，而脾即在其中矣。

古人见肾为先天之本，故著之脉曰："人之有尺，犹树之有根，枝叶虽枯槁，根本将自生。"见脾胃为后天之本，故著之脉曰："有胃气则生，无胃气则死。"所以伤寒必诊太溪以察肾气之盛衰，必诊冲阳以察胃气之有无。两脉既在，他脉可勿问也。

如妇人则又独重太冲者。太冲应肝，在足指本节后二寸陷中。盖肝者，东方木也，生物之始。又妇人主血，而肝为血海，此脉不衰，则生生之机犹可望也。

予见按手而不及足者多矣，将欲拯人于危殆，盖亦少探本之学乎！

脉有不可言传论

脉之理微，自古记之。昔在黄帝，生而神灵。犹曰："若窥深渊而迎浮云。"许叔微曰："脉之理幽而难明，吾意所解，口莫能宣也。凡可以笔墨载，可以口舌言者，皆迹象也。至于神理，非心领神会，焉能尽其玄微耶？如古人形容一胃气脉也，而曰不浮不沉，此迹象也，可以中候求也。不疾不徐，此迹象也，可以至数求也。独所谓意思欣欣，悠悠扬扬，难以名状，此非古人秘而不言，虽欲名状之而不可得，姑引而不发，跃然于言词之表，以待能者之自从耳。"东垣至此，亦穷于词，而但言脉贵有神。惟其神也，故不可以迹象求，言语告也。

又如形容滑脉，而曰替替然如珠之圆转。形容涩脉，而曰如雨沾沙。形容紧脉，而曰如切绳转索。形容散脉，而曰如杨花散漫。形容任脉，而曰寸口丸丸。此皆迹象之外，别有神理，就其言状，正惟穷于言语，姑借形似以揣摹之耳。

予昔寓泉州开元寺，月夜与林澹庵论脉。凡脉各设一形似最确之物以体象之。至于虚脉曰虚，合四形浮、大、迟、软，极其摹拟，终不相类。林最后曰："得之矣，譬如发酵馒首。"竟失迟字之义。有羽衣钱存三在旁曰："何不比之海蛇浮水。"林大笑击节。盖海蛇质柔而大，随波上下，若人以手按之，则惊而没矣，于浮、大、迟、软，字字逼真。然为学究训诂之语，设不善领略者，不先于虚脉中发愤参求，但守一海蛇浮水于胸中，岂非戏论乎！

故以有限之迹象，合无穷之疾病，则迹象乃有时而穷。以无尽之灵明，运有限之迹象，则疾病无往而不验。所谓口莫能宣者，终成绝学也哉！

脉无根有两说论

天下之医籍多矣，或者各持一说，而读者不能融会，漫无可否，则不见书之益，而徒见书之害矣，又何贵乎博学哉！

即如脉之无根，便有两说。一以尺中为根。脉之有尺，犹树之有根。叔和曰："寸关虽无，尺犹不绝，如此之流，何忧殒灭？"盖因其有根也。若肾脉独败，是无根矣，安望其发生乎！一以沉候为根。经曰："诸浮脉无根者皆死。"是谓有表无里，孤阳不生。夫造化之所以亘万古而不息者，一阴一阳，互为其根也。使阴既绝矣，孤阳岂能独存乎！

二说似乎不同，久而虚心讨论，实无二致也。盖尺为肾部，而沉候之六脉皆肾也。要知两尺之无根，与沉取之无根，总为肾水涸绝而无资始之原，宜乎病之重困矣。又王宗正曰："诊脉之法，当从心肺俱浮，肝肾俱沉，脾在中州。"则与叔和之守寸关尺奇位以候五脏六腑之脉者，大相径庭。不知宗正亦从经文"诸浮脉无根者皆死"之句悟入，遂谓本乎天者亲上，本乎地者亲下，心肺居于至高之分，故应乎寸，肾肝处乎至阴之位，故应乎尺，脾胃在中，故应乎关。然能与叔和之法参而用之，正有相成之妙。

浅工俗学，信此则疑彼者，皆不肯深思古人之推本立说，所以除一二师家授受之外，尽属碔砆。许学士之不肯著书以示后来，乃深鉴于此弊也夫！

调息已定然后诊脉论

经曰："常以不病调病人。"盖以医者无病，气静息匀，用自己之呼吸，合病人之至数，则太过不及之形见矣。斯时也，如对敌之将，操舟之工，心如走珠，形似木鸡，不得多语调笑，妄论工拙，珍玩满前，切勿顾盼，丝竹凑耳，恍若无闻，凡此岂欲矫众以邀誉哉！夫君子之游艺，与据德依仁，皆为实学。诊虽流为贱技，非可苟且图功者也。故经又曰："诊无治数之道，从容之葆，坐持寸口，诊不中五脉，百病所起，始以自怨，遗师其咎。"其谆切垂训，无非欲诊者收摄心体，忙中习定，使彼我之神交，而心手之用应也。在吾党学有渊源，路无岐惑，三指之下，自可十得其五。

但求诊者多，纷纭酬应，酷暑严寒，舟舆困顿，医者之气息先已不调，则与病者之至数焉能准合。又况富贵之家，一人抱病，亲戚填门，或粗晓方脉而鼓舌摇唇；或偏执己见而党同伐异；或素有不合而傲睨唐突，使高洁之士即欲拂衣；或故为关切而叮咛烦絮，令通脱之性辄将掩耳；或阳与阴挤，旁敲暗击；或执流忘源，称寒道热；或但求稳当，欲带消而带补；或反复不常，乃忽是而忽非；或小利小害，一日而喜惧多端；或且疑且信，每事而逡巡不决；或医者陈说病机，援引经典，务欲详明，则指为江湖之口诀；或处投药饵，本属寻常，彼实未知，则诮为诡异之家风；或玄心静气，不妄问答，则谓之简傲；或坦衷直肠，无所逢迎，则笑其粗疏。嗟乎！昔人惧病而求医，故尊之过于师保；今之医呈身而售技，故贱之下于舆僮。

所以一进病家，除拱揖寒温之外，即好恶是非之中，九候未明，方寸已乱，孰标孰本，断不能行指下之巧矣。若夫大雅之彦，本期博济一时，而肯苟悦取容，贻笑识者哉！庸众人之情，固有所不暇尽，亦有所不能尽，而并有所不屑尽也。身当其际，一以先圣之道为重，谁毁谁誉，不屈不昂，去留之心洒然，得失之念不起。意思从容，布指安稳，呼吸定息，至数分明，则脉虽幽微，可以直穷二竖之情技矣。

问情论

经曰："闭户塞牖，系之病者，数问其情，以从其意。"盖欲病人静而无扰，然后从容询其情，委曲顺其气。使不厌烦，悉其本末之因，而治始无误也。

乃近世医者，自附于知脉，而病家亦欲试其本领，遂绝口不言，惟伸手就诊。医者强为揣摩，揣摩偶合，则信为神奇；揣摩不合，则薄为愚昧。致两者相失，而讫无成功，良足叹也。故仲景曰："观今之医，省疾问病，务在口给。相对斯须，便处汤药。按寸不及尺，握手不及足。人迎趺阳，三部不参。动数发息，不满五十。短期未至决诊，九候曾无髣髴。明堂阙庭，尽不见察。所谓管窥而已。"望闻问切，犹人有四肢也。一肢废不成其为人，一诊缺不成其为医。然必先望、次闻、次问而后切者，所重有甚于切也。王海藏云："病人拱默，惟令切脉，试其知否。夫热则脉数，寒则脉迟，实则有力，虚则无力，可以脉知也。若得病之由及所伤之物，岂能以脉知乎？"其如病家不知此理者众，往往秘其所患，以俟医之先言。岂知病固有证似脉同，而所患大相刺谬。若不先言明白，猝持气口，其何能中？又如其人或先贵后贱，或先贫后富，暴乐暴苦，始乐始苦，及所思、所喜、所恶、所欲、所疑、所惧之云何，其始病所伤、所感、所起、所在之云何，以至病体日逐转移之情形，病后所服药饵之违合，必详言之，则切脉自无疑惑。今人多偏执己见，逆之则拂其意，顺之则加其病，莫如之何。

然苟设诚致问，明告以如此则善，如彼则败，谁甘死亡而不降心以从耶！夫受病情形，百端难尽。如初病口大渴，久病口中和，若不问而概以常法治之，宁不伤人乎？如未病素脾约，才病忽便利，若不问而计日以施治，宁不伤人乎？如未病先有痼疾，已病重添新患，如不问而概守成法治之，宁不伤人乎？如疑难证着意根究，遽不得情，他事闲言，反呈真面，若不细问而仓卒妄投，宁不伤人乎？《病形篇》谓："问其病，知其处，命曰工。"今之称为工者，问非所问，谀佞其间，病者欣然乐从。及病增更医，亦复如是。彷徨医药，终于不救者多矣。故留心济世者，须委曲开导，以全仁术，未可任意而飘然事外也。予每见缙绅之家，凡诊内室，皆重帷密幄，以帛缠手，使医者三指不能尽按，而医亦潦草诊视，此又不能行望、闻、问之神妙，并切而且失之度，其视医不啻如盗贼然！

东坡、海藏之言，岂能家喻而户说哉！惟愿病家以病为重，不循故习，使医者得尽其长，医者以道自处，不蹈陋规，使病家诚告以故。庶病无遁形，而医者之与病者有相成之功矣。

卷二　脉法根基

小序

崔紫虚所著《四言脉诀》，由来尚矣。删补之者，为李月池氏，更名《四言举要》。予取两刻而损益之，或繁或简，期合于理而已，敢曰崔、李之功臣哉。

气血循环之理

脉为血脉，气血之先；血之隧道，气息应焉。

脉为气乎？而气为卫，卫行脉外，则知非气矣。脉为血乎？而血为营，营行脉中，则知非血矣。脉为经隧乎？而经隧实繁，则知非经隧矣。善乎华元化云："脉者，气血之先也。"盖人之身，惟是精与气与神三者，精气即血气，气血之先，非神而何？人非是神无以主宰血气，保合太和，流行三焦，灌溉百骸。故脉非他，即神之别名也。明乎此，则气也、血也，浑沦条析。所谓气如橐籥，血如波澜，一升一降，以成其用，而脉道成矣。

资始于肾，资生于胃；血脉气息，上下循环。

人未有此身，先有此肾，气血藉之以立基。而神依于气，气依于血，血资于谷，谷本于胃；是知胃气充则血旺，血旺则气强，气强则神昌。故曰："先天之根本在肾，后天之根本在脾。"（脾胃相为夫妻）。神之昌与否，皆以脉为征兆。脉之行也，气行而血随，上下周匝，起伏交会，呴濡守使，各尽其职。

独取寸口

十二经中，皆有动脉；惟手太阴，寸口取决。

《难经·一难》曰："十二经皆有动脉，独取寸口，何谓也？扁鹊曰：寸口者，脉之大会，手太阴之动脉也。"以肺为五脏六腑之华盖，布一身之阴阳，居于至高之位，凡诸脏腑皆处其下，肺系上连喉咙吭嗌，以通呼吸。肺主一身之气，气非呼吸不行，脉非肺气不布故耳。然《素问·五脏别论》曰："帝曰：气口何以独为五脏主？岐伯曰：胃者，水谷之海，六腑之大源也。五味入口，藏于胃，以养五脏气，气口亦太阴也。是以五脏六腑之气味，皆出于胃，变见于气口。"其义又所重在胃矣。

细思之，而理则一也。气口本属太阴，而曰"亦太阴"者，盖气口属肺，手太阴也；布行胃气，则在于脾足太阴也。按《灵枢·营卫生会》篇曰："谷入于胃，以传于肺，五脏六腑，皆以受气。"《厥论》曰："脾主为胃行其津液者也。"《素问·经脉别论》曰："饮入于胃，游溢精气，上输于脾，脾气散精，上归于肺。"脾气必归于肺，而后行于脏腑营卫，所以气口虽为手太阴，而实即足太阴之所归，故曰"气口亦太阴"也。乃知五脏六腑之气味，皆由胃入脾，由脾入肺，此地道卑而上行也。由肺而分布于脏腑，此天道下济而光明也。土居中而为金之母，系诸脉之根；肺居高而有君之象，布诸脉之令。故曰肺朝百脉，而寸口为之大会，犹水之朝宗于澥也。

又考气口即寸口也。肺主诸气，气之盛衰见于此，故曰气口。脉出太渊，共长一寸九分，故曰寸口。又肺朝百脉，脉之大会聚于此，故曰脉口。其实一也。吴草庐曰："医于寸、关、尺，辄名之曰此心脉、此肺脉、此肝脉、此脾脉、此肾脉者，非也。五脏六腑凡十二经，两手寸、关、尺者，手太阴肺金之一脉也。分其部位以候他脏之气耳。脉行始于肺，终于肝，而复会于肺，肺为气出入之门户，故名曰气口，而为脉之大会，以占一身焉。"李时珍曰："两手六部，皆肺之经脉也，特取此以候五脏六腑之气耳，非五脏六腑所居之处也。"

《灵枢》《素问》《难经》载十二经脉有走于手而不从三部过者，如手阳明大肠经之脉，起大指次指之端，从大指次指之间尽处为合谷一路，为臂之上廉，入肘外，上肩而终迎香，以交于足阳明胃经也。与右寸无干。足阳明胃经之脉，起于鼻之交頞中，下行属胃，络大肠，至足，而终于厉兑（足大指端），以交于足太阴脾经也，与右关无干。足太阴脾经之脉，起于足之大指之端，上行膝股，入腹中，以交于手少阴心经也。与右关无干。手少阴心经之脉，起于心中，下络小肠，其支者循臑下，下肘内后廉小指一路，终于小指之端（即少冲穴），以交于手太阳小肠经也。与左寸无干。手太阳小肠之脉，起于小指之端，循臂外侧，左右交于两肩，下属小肠，上行于头，络于颧而终于耳中（即听宫穴），以交于足太阳膀胱经也。与左寸无干。足太阳膀胱之脉，起于目内眦，下行络肾，属膀胱，终于足小指（至阴穴），以交于足少阴肾经也。与左尺无干。足少阴肾经之脉，起于足小指，上行循喉咙，夹舌本，注于膻中，以交于手厥阴心包络经也。与左尺无干。手厥阴心包络经之脉，起于胸中，属心下之包络，入肘内之曲泽穴，行臂两筋之间，入掌中，循中指出其端而终，以交于手少阳三焦经也。脉行中指一路，与左尺无干。手少阳三焦之脉，起于小指次指之端（即无名指），行臂外两骨之间，下络膀胱，其支者从膻中而止耳，终于丝竹空，而交于足少阳胆经也。小指一路，亦与右尺无干。足少阳胆经之脉，起于目锐眦，下胸中，络肝属胆，入足小指次指之间，其支者自足跗出大指端，以交于足厥阴肝经也。足厥阴肝经之脉，起于足大指丛毛之际，循阴器，属肝络胆，上贯膈，循喉咙之后，上入颃颡，连目系出额，其支者从目系下行至中脘，以交于手太阴肺也。则足之少阳、厥阴皆不行于手。惟有肺脉起于中焦，循臂内，上鱼际，终于大指之端（即少商穴），其支者从腕后（臂骨尽处为腕），出大指次指之端，以交于大肠经也。乃知此经正属寸口，肺之动脉所行之处也。

至如诸经动脉，各从所行之处。手阳明大肠脉动合谷（在手大指次指岐骨间），手少阴心脉动极泉（在臂内腋下筋间），手太阳小肠脉动天窗（在颈侧大筋间曲颊下），手少阳三焦脉动和髎（在耳前），手厥阴心包络脉动劳宫（在掌中，屈中指无名指尽处是），足太阳膀胱脉动委中（在膝骨约纹里），足少阴肾脉动太溪（在踝后跟骨上），足太阴脾脉动冲门（在期门下尺五寸），足阳明胃脉动冲阳（足大指次指陷中为内庭，上内庭五寸是），足厥阴肝脉动太冲（足大指本节后二寸），足少阳胆脉动听会（在耳前陷中）。夫诸经脉之动，各自不同，况不尽行于三部，伪诀胡为漫无分疏乎？《难经·二难》虽言尺寸，其意以关为界，从关至鱼际为一寸为阳，阳得寸内之九分；从关至尺泽为一尺为阴，阴得尺中一寸；乃以阴阳而言，未尝分经络也。然则脏腑果何借以诊乎？经不云乎，"呼出心与肺，吸入肾与肝。呼吸之间，脾受谷味也。"脉之盛衰本于胃，出入由于肺。胃气如物之有轻重，肺气如物之轻重者权衡以平也。如伪诀即以某部为某经，其凿甚矣。

　　脉之行于十二经络者，即手足三阴三阳之经脉也。《难经·二十三难》曰："经脉十二，络脉十五，何始何穷也？然，经脉者，行血气，通阴阳，以营卫于一身者也。其始中焦注手太阴肺，手太阴肺注手阳明大肠，手阳明大肠注足阳明胃，足阳明胃注足太阴脾，足太阴脾注手少阴心，手少阴心注手太阳小肠，手太阳小肠注足太阳膀胱，足太阳膀胱注足少阴肾，足少阴肾注手厥阴心包，手厥阴心包注手少阳三焦，手少阳三焦注足少阳胆，足少阳胆注足厥阴肝,足厥阴肝还复注手太阴,是谓一周也。"

身形之中,有营气,有卫气,有宗气,有脏腑之气,有经络之气,各为区分。其所以统摄脏腑、经络、营卫,而令充满无间,环流不息于通体者,全恃胸中大气为之主持。大气之说,尝一言之。《素问·五运行大论》曰:"黄帝问:地之为下否乎?岐伯曰:地为人之下,太虚之中者也。曰:冯乎?曰:大气举之也。"可见太虚寥廓,而能充周磅礴,包举地之全体者,莫非气也。故四虚无着,然后寒暑燥湿风火之气,入地中而生化。若不籍大气苞地于无外,则地之崩坠震动,且不可言,胡以巍然中处,而永生其化耶!人身亦然。五脏六腑,大经小络,昼夜循环不息,必赖胸中大气斡旋其间。大气一衰,出入废而升降息矣。神机化灭,立见危殆。或谓大气即膻中之气,所以膻中为心主,宣布政令,臣使之官。然而参之天运,膻中臣使,但可尽寒暑燥湿风火六入之职,必如太虚沕穆,无可名象,苞举地形,永奠厥中,始为大气。膻中既称臣使,是有其职,未可言大气也。或谓大气即宗气之别名。宗者,尊也，主也，十二经脉奉之为尊主也。讵知宗气与营气、卫气分为三隧，既有隧之可言，即同六人地中之气，而非太虚之比矣。膻中之诊，即心包络；宗气之诊，在左乳下。原不与大气混诊也。然则大气如何而诊之，《内经》标示昭然，而读者不察耳。其谓"上附上，右外以候肺，内以候胸中"者，正其诊也。

肺主一身之气，而治节行焉。苞举无外之气于人身者，独由胸中之肺，故分其诊于右手主气之天部，朝百脉而称大会也。

平脉气息

脉之大会，息之出入；一呼一吸，四至为息。

医者调匀气息，自一呼人之脉再至，自一吸人之脉亦再至，呼吸之间，而脉准来四至者为平脉；间有五至者，亦未可断病。盖人之气息，时长时短。凡鼓三息，必有一息之长，鼓五息，又有一息之长，名为太息。如历家三岁一闰，五岁再闰也。言脉必有四至为平，五至便为太过，惟正当太息之时，亦曰无疴，此息之长，非脉之急也。若非太息，正合四至也。

呼吸既定，合为一息；日夜一万，三千五百。

呼出于阳，吸入于阴。一呼脉二至，一吸脉二至，合四至为一息。一日一夜共计之，约一万三千五百息。

呼吸之间，脉行六寸；八百十丈，日夜为准。

即此一呼一吸计之，一呼气行三寸，一吸气行三寸，呼吸既定，脉气行去六寸。以一万三千五百息算之，共得八百一十丈。以脉数之十六丈二尺折算，应周行身五十度，此昼夜脉行之度数准则也。按越人《二十三难》云：脉数总长十六丈二尺，任、督、二跷在内。以一呼一吸行六寸算之，昼夜一万三千五百息，共计八百一十丈。周于身者，得五十度。后又云：其始从中焦注手太阴，终于足厥阴，厥阴复还注手太阴。所谓如环无端者，不知二跷、任、督，从何接入，岂附行于足少阴、太阳耶？附则不能在循环注接之内，当俟知者。

诊法以平旦

凡诊病脉，平旦为准；虚静凝神，调息细审。

平旦者，阴阳之交也。阳主昼，阴主夜；阳主表，阴主里。《灵枢·营卫生会》篇曰："平旦阴尽而阳受气矣。日中而阳陇，日西而阳衰，日入阳尽而阴受气矣。"《灵枢·口问》篇曰："阳气尽，阴气盛，则目瞑。阴气尽而阳气盛，则寤矣。"故诊法当于平旦初寤之时，阴气正平而未动，阳气将盛而未散，饮食未进，谷气未行，故经脉未盛，络脉调匀，气血未至扰乱，脉体未及更改，乃可以诊有病之脉。又切脉之道，贵于精诚，嫌其扰乱，故必心虚而无妄想，身静而不言动，然后可以得脉之妙也。

布指法

诊人之脉，令仰其掌；掌后高骨，是名关上。审位既确，可以布指；疏密得宜，长短不失。

凡诊脉者，令人仰手，医者覆手诊之。掌后有高骨对平处谓之关上，看定部位，徐以中指先下于关部，次以食指下于寸部，次以无名指下于尺部。人长则下指宜疏，人短则下指宜密。指爪不可养长，长则指头不能取齐，难于候脉。且沉取之时，爪长则按处必有深痕，在于闺阁，尤为不便。

布指轻重，各自不同；曰举按寻，消息从容。

看脉惟在指法之巧。大法轻手循之曰举，重手取之曰按，不轻不重，委曲求之曰寻。极须体认。如举必先按之，按则必先举之，以举物必自下而上，按物必自上而下也。则举中有按，按中有举，抑扬反复，而寻之义尽见矣。

《难经·五难》曰："脉有轻重，何谓也？然，初持脉，如三菽之重，与皮毛相得者，肺部也。如六菽之重，与血脉相得者，心部也。如九菽之重，与肌骨相得者，脾部也。如十二菽之重，与筋平者，肝部也。按之至骨，举指来疾者，肾部也。"盖言脉有六部，轻重不同。菽者，豆也。豆之多寡，因举按有轻重也。凡持脉者，下手当明举按之法，先轻手取浮，而后重手取沉。肺脉甚浮而先得，故经文下"初持脉"三字，以下心、脾、肝、肾脉一脏重于一脏。肺主皮毛，心主血脉，脾主肌肉，肝主筋，肾主骨。相得者，得其所主之分，而即得其本部之脉也。肾部不言十五菽而言至骨者，因至骨明于十五菽也。

关前为阳，关后为阴；阳寸阴尺，先后推寻。

从鱼际至高骨却有一寸，因名曰寸。从尺泽至高骨有一尺，因名曰尺。界乎尺寸之间，因名曰关。关前寸为阳，关后尺为阴。关居中若为阴阳界，而阴阳实互交于此。寸候上焦，关候中焦，尺候下焦。须先后细为推寻，推其虚实，寻其体象也。

脉分男女

男子之脉，左大为顺；女人之脉，右大为顺。

朱丹溪曰："脉分属左右手。心、小肠、肝、胆、肾、膀胱在左，主血；肺、大肠、脾、胃、命门在右，主气。男以气成胎，故气为之主。女以血为胎，故血为之主。若男子久病，气口充于人迎者，有胃气也，病虽重可治。反此者逆。或曰，人迎在左，气口在右，男女所同，不易之位也。脉法赞曰：左大顺男，右大顺女。何子言之悖耶？曰：《脉经》一部，叔和谆谆于教医者，此左右手以医者之手为主。而若主于病者之手，奚止千里之谬。"按诊家多曰："阴气右行，阳气左行。男子阳气多，而左脉大为顺；女子阴气多，而右脉大为顺。"其说似是而实非也。丹溪所以力排俗见，以合经旨，盖医者切脉与病者相对，医者之左手对病者之右手，医者之右手对病者之左手，其义易晓。学人临证多则理自见。

男尺恒虚，女尺恒盛。

寸为阳，尺为阴。故男子尺虚，象离中虚也；女人尺盛，象坎中满也。男女脉同，同于定位；惟尺则异，异于盛衰。

朱丹溪曰："昔日轩辕使伶伦截嶰谷之竹，作黄钟律管以候天地之节气；使岐伯取气口作脉法，以候人之动气。故黄钟之数九分，气口之数亦九分，律管具而寸之数始形。故脉之动也，阳得九分，阴得一寸，吻合于黄钟。天不足西北，阳南而阴北，故男子寸盛而尺弱，肖乎天也。地不满东南，阳北而阴南，故女子尺盛而寸弱，肖乎地也。黄钟者，气之先兆，故能测天地之节候；气口者，脉之要会，故能知人命之生死。"

阳弱阴强，反此则病。

男尺脉弱，女尺脉盛，故男女之脉不同。若男尺脉盛，女尺脉弱，则为相反而病矣。

参黄子曰："男子以阳为主，故两寸脉常旺于尺。若两寸反弱尺反盛者，肾气不足也。女子以阴为主，故两尺脉常旺于寸，若两尺反弱寸反盛者，上焦有余也。不足固病，有余亦病，所谓过犹不及也。"

龙丘叶氏曰："脉者，天地之元性，故男女尺寸盛弱，肖乎天地。越人以为男生于寅，女生于申，三阳从天生，三阴从地长，谬之甚也。独丹溪推本律法，混合天人而辟之，使千载之误，一旦昭然，岂不韪哉！伪诀云：'女人反此背看之，尺脉第三同断病。'若解云，女人右心、小肠、肝、胆、肾，左

肺、大肠、脾、胃、命。则惑乱经旨。曾不知男女
一皆以尺脉为根本。所谓反者，非男女脉位相易也。
当如男子尺脉常弱今反盛，女人尺脉常盛今反弱，
便断其病，于义即通。"

关前一分

关前一分，人命之主。左偏紧盛，风邪在表；
右偏紧盛，饮食伤里。

关前一分者，寸关尺各有三分，共得九分，今
曰关前一分，仍在关上，但在前一分耳。故左关
之前一分，辨外因之风；右关之前一分，辨内因之
食。或以前一分为寸上，岂有左寸之心可以辨风，
右寸之肺可以辨食乎？其说大谬。盖寸关尺三部，
各占三分，共成寸口，故知关前一分，正在关之前
一分也。

左关之前一分，属少阳胆部，胆为风木之司，
故紧盛则伤于风也。何则？以风木主天地春升之令，
万物之始生也。《素问·灵兰秘典论》曰："肝者，将

军之官，谋虑出焉。"与足少阳胆相为表里。"胆者，中正之官，决断出焉。"人身之中，胆少阳之脉行肝脉之分外，肝厥阴之脉行胆脉之位内，两阴至是而交尽，一阳至是而初生，十二经脉至是而终。且胆为中正之官，刚毅果决，凡十一脏咸取决于胆。故左关之前一分，为六腑之源头，为诸阳之主宰，察表者之不能外也。右关之前一分，属阳明胃部，中央湿土，得天地中和之气，万物所归之乡也。又曰："脾胃者，仓廪之官，五味出焉。"土为君象，土不主时，寄王于四季之末，故名孤脏。夫胃为五脏六腑之海，盖清气上交于肺，肺气从太阴而行之，为十二经脉之始。故右关之前一分，为五脏之隘口，为百脉之根荄，察里者不能废也。况乎肝胆主春令，春气浮而上升，阳之象也，阳应乎外，故以候表焉。脾胃为居中，土性凝而重浊，阴之象也，阴应乎内，故以候里焉。若夫左寸之前违度，则生生之本亏；右寸之前先发，则资生之元废。古人以为人命之主，顾不重哉！

　　旧以左关之前一分为人迎，右关之前一分为气口。然考之《灵枢·本输、动腧、经脉》《素问·解精微论》等篇，明指人迎为结喉旁胃经动脉。故《纲目》之释人迎，亦曰在两喉旁。庞安常论脉曰："何谓人迎？喉旁取之。"以此论之，则左关之前一分，不可名为人迎矣。《经脉》篇曰："手太阴之脉，入寸口，上循鱼际。"又曰："经脉者，常不可见也。其盛实也，以气口知之。"《灵枢·经筋》篇曰："手太阴之筋，结于鱼际后，行寸口外侧。"《经脉别论》曰："欲知寸口太过与不及。"《灵枢·小针解》曰："气口虚而当补，实而当泻。"以此论之，则气口乃统两手而言。右关之前一分，不可名气口矣。《灵枢·四时气》篇曰："气口候阴，人迎候阳。"《灵枢·禁服》篇曰："寸口主中，人迎主外。"《灵枢·终始》等篇曰"人迎一盛，二盛，三盛"等义，皆言人迎为阳之府脉，故主乎表；脉口为太阴之动脉，故主乎里。如《素问·太阴阳明论》曰："太阴为之行气于三阴，阳明为之行气于三阳。"《灵枢·阴阳别论》曰："三阳在头"，正言人迎行气于三阳也。"三阴在手"，正言脉口行气于三阴也。

盖因上古诊法有三：一取三部九候，以诊通身之脉；一取太阴、阳明，以诊阴阳之本；一取左右气口，以诊脏腑之气。细绎前后经旨，则人迎自有定位，何得扯入左关；气口概指两手，何得偏指右关也耶！此名创自叔和，群然附和，莫可复正。

予少从家先生游，及同郡施笠泽、秦景明，皆当代名彦，相与议论。咸谓人迎、气口之名，固不可妄为移易，以乱经常；左右关前一分，亦可通融以征表里。故予但分左右关前一分，而不列人迎、气口之名，如前所注者，不识其当否。至若脏气有不齐，禀赋有浓薄，或左脉素大于右，或右脉素大于左，孰者为常，孰者为变；或于偏弱中略见有力，已隐虚中之实，或于偏盛中稍觉无神，便是实中之虚，活泼施治，不攻伐无过可也。

神门脉

神门属肾，两在关后；人无二脉，必死不救。

《难经·十四难》曰："上部无脉，下部有脉，虽困无能为害。夫脉之有尺，犹树之有根，枝叶虽枯槁，根本将自生。"盖两尺属肾水，为天一之元，人之元神在焉。即《难经·八难》所谓三焦之原，守邪之神，故为根本之脉，而称神门也。若无此二脉，则根本败绝，决无生理。而脉微指为心脉者误矣。彼因心经有穴名曰神门，正在掌后兑骨之端，故错认耳。殊不知心在上焦，岂有候于尺中之理乎！

七诊九候

脉有七诊，曰浮中沉；上下左右，七法推寻。

浮者，轻下指于皮毛之间，探其腑脉也，表也。中者，略重指于肌肉之间，候其胃气也，半表半里也。沉者，重下指于筋骨之间，察其脏脉也，里也。上者，即上竟上者胸喉中事也，即于寸内前一分取之。下者，即下竟下者少腹腰股膝胫足中事也，即于尺内后一分取之。左右者，即左右手也。凡此七法，共为七诊。又《素问·三部九候论》曰："独大者病，独小者病，独疾者病，独迟者病，独寒者病，独热者病，独陷下者病。"王冰注曰："诊凡有七者，此之谓也。"盖指病者而言。故曰："七诊虽见，九候皆从者，不死。"若本文专授医家诊法，义各不同。勿听子则以静其心，忘外虑，均呼吸，分浮中沉三法为七诊，皆赘辞也。

又有九候，即浮中沉；三部各三，合而为名；每候五十，方合于经。

每部有浮中沉三候，合寸关尺三部算之，共得九候之数也，夫每候必五十动者，出自《难经》，合大衍之数也。乃伪诀以四十五动为准，乖于经旨。必每候五十，乃知五脏缺失。柳东阳曰："今人指到腕臂，即云见了，五十动岂弹指间事？凡九候共得四百五十，两手合计九百，方与经旨相合也。"按《素问·三部九候论》曰："天之至数，始于一，终于九焉。一者天，二者地，三者人。因而三之，三三者九，以应九野。故人有三部，部有三候。"则以天地人言上中下，谓之三才。以人身言上中下，谓之三部。于三部中而各分其三，谓之三候。三而三之，是为三部九候。盖上古诊法，于人身三部九候之脉，各有所取，以诊五脏之气，而针邪除疾，非独以寸口为言也。如仲景上取寸口，下取趺阳，是亦此意。自《十八难》专以寸口而分三部九候之诊，以其简捷，言脉者靡不宗之，然非古法。

六字奥旨

上下、来去、至止六字；阴阳虚实，其中奥旨。

上下、来去、至止六字者，足以明乎阴阳虚实，本岐黄之奥旨，而滑撄宁阐明之。上者为阳，来者为阳，至者为阳；下者为阴，去者为阴。止者为阴。上者，自尺部上于寸口，阳生于阴也。下者，自寸口下于尺部，阴生于阳也。脉有上下，是阴阳相生，病虽重不死。来者，自骨肉之分，出于皮肤之际，气之升也。去者，自皮肤之际，还于骨肉之分，气之降也。脉有来去，是表里交泰，病虽重必起。此谓之人病脉和也。若脉无上下来去，死无日矣。故曰：脉不往来者死。若来疾去徐，上实下虚为癫厥；

来徐去疾，上虚下实为恶风也。至者，脉之应。止者，脉之息也。止而暂息者愈之疾，止久有常者死也。按《素问·阴阳别论》云："谨熟阴阳，无与众谋。所谓阴阳者，去者为阴，至者为阳；静者为阴，动者为阳；迟者为阴，数者为阳。"阴阳之理，不可不熟，故曰谨。独闻独见，非众所知，故曰无与谋。则果能明于上下、来去、至止六字，以通阴阳虚实之理者，在昔犹难之。初学于此道，其有懵然无知者，乃可肆口以谈耶！

寸口脏腑部位

包络与心，左寸之应。惟胆与肝，左关所认。膀胱及肾，左尺为定。胸中及肺，右寸昭彰。胃与脾脉，属在右关。大肠并肾，右尺班班。

包络与心脉，皆在左手寸上。胆脉与肝脉，皆在左手关上。膀胱及肾脉，皆在左手尺上。肺脉在右手寸上。胃与脾脉，皆在右手关上。大肠与肾脉，皆在右手尺上。伪诀以大小肠列于寸上，三焦配于左尺，命门列于右尺，膻中置而不言，男女易位，至数差讹，形脉不分，图象妄设，良可笑也。若寸主上焦以候胸中，关主中焦以候膈中，尺主下焦以候腹中，此人身之定位也。大小肠皆在下焦腹中，伪诀越中焦而候之寸上，谬矣。滑伯仁以左尺主小肠、膀胱、前阴之病，右尺主大肠、后阴之病，可称千古只眼。伪诀之误，特因心与小肠为表里，肺与大肠为表里耳。抑知经络相为表里，诊候自有定位。且如脾经自足而上行走腹，胃经自头而下行走足，升降交通，以成阴阳之用。夫脾胃乃夫妇也，而其脉行之上下不同如此，岂必心与小肠，肺与大肠，上则皆上，下则皆下，强谓其尽属一处耶！则经所谓尺外以候肾，尺里以候腹，二经将安归乎？盖胸中属阳，腹中属阴，大肠、小肠、膀胱、三焦所传渣滓波浊皆阴，惟腹中可以位置；非若胃为水谷之海，清气在上，胆为决断之官，静藏于肝，可得位之于中焦也。心主高拱，重重膈膜遮蔽，惟心肺居之。至若大肠、小肠，浊阴之最者，而可混之耶！

《金匮真言论篇》曰："肝、心、脾、肺、肾，五脏为阴。胆、胃、大肠、小肠、三焦、膀胱，六腑为阳。"止十一经矣，则手厥阴之一经，竟何在乎？《素问·灵兰秘典篇》曰："心者，君主之官，神明出焉。肺者，相傅之官，治节出焉。肝者，将军之官，谋虑出焉。胆者，中正之官，决断出焉。膻中者，臣使之官，喜乐出焉。脾胃者，仓廪之官，五味出焉。大肠者，传导之官，变化出焉。小肠者，受盛之官，化物出焉。肾者，作强之官，伎巧出焉。三焦者，决渎之官，水道出焉。膀胱者，州都之官，津液藏焉，气化则能出矣。"此以膻中足十二脏之数，则是配手厥阴者，实膻中也。及《灵枢》叙经脉，又见包络而无膻中，然曰"动则喜笑不休"，正与"喜乐出焉"之句相合矣。夫喜笑者，心火所司，则知其与心应也。独膻中称臣使者，君主之亲臣也。繇是则包络即为膻中，断无可疑。膻中以配心脏，自有确据。以心君无为而治，肺为相傅，如华盖之覆于心上，以布胸中之气，而燮理其阴阳；膻中为臣使，如包裹而络于心下，以寄喉舌之司，而宣布其政令。第心火寂然不动，动而传之心包，即合相火。设君火不动，不过为相火之虚位而已。三焦之火，传入心包，即为相火。设三焦之火不上，亦不过为相火之虚位而已。《素问·血气形志篇》谓"手少阳与心主为表里"，《灵枢·经脉》谓"手厥阴之脉，出属心包络，下膈，历络三焦。手少阳之脉，散络心包，合心主"，正见心包相火与手少阳相火为表里，故历络于上下而两相输应也。心君泰宁，则相火不动，而膻中喜乐出焉。心君扰乱，则相火翕然从之，而改其常度。心包所主二火之出入关系甚重，是以亦得分手经之一，而可称为府也。乃伪诀竟不之及，则手厥阴为虚悬之位矣。

《灵枢·营卫生会》篇曰："上焦出于胃上口，并咽以上贯膈，而布胸中……中焦亦并胃中，出上焦之后，泌糟粕，蒸精液，化精微而为血……下焦者别回肠，注于膀胱而渗入焉。水谷者，居于胃中，成糟粕，下大肠，而成下焦。"又曰："上焦如雾，中焦如沤，下焦如渎。"繇是则明以上中下分三焦矣。伪诀列于右尺，不亦妄乎！又曰："密理厚皮者，三焦厚；粗理薄皮者，三焦薄。"繇是则明有形象矣。伪诀以为无形，不亦妄乎！又按《灵枢·本输》篇曰："三焦者，中渎之府也，水道出焉，属膀胱，是孤之府也。"谓之中渎者，以其如川如渎，源流皆出其中，即水谷之入于口，出于便，自上而下，必历三焦。故曰：中渎之府，水道出焉。膀胱受三焦之水，而当其疏泄之道，气本相依，理同一致，故三焦下输出于委阳，并太阳之正，入络膀胱，约下焦也。然于十二脏之中，惟三焦独大，诸脏无与匹者，故曰是孤之府也。要知三焦虽为水渎之府，而实总护诸阳，亦称相火，是又水中之火府。故在《本输》篇曰："三焦属膀胱。"在《素问·血气形志篇》曰："少阳与心主为表里。"盖其在下者为阴，属膀胱而合肾水，在上者为阳，合包络而通心火，此三焦之所以际上极下，象同六合，而无所不包也。观《本输》篇六腑之别，极为明显，以其皆有盛贮，因名为府。而三焦者曰"中渎之府"，"是孤之府"，分明确有一府；盖即脏腑之外，躯体之内，包罗诸脏，一腔之大府也。故有"中渎""是孤"

之名，而亦有大府之形。《难经》已谓其有名无形，况高阳生之妄大哉！是盖譬之探囊以计物，而忘其囊之为物耳。遂致后世纷纷，无所凭据，有分为前后三焦者，有言为肾傍之脂者，即如东垣之明，亦以手三焦、足三焦分而为二。夫以一三焦尚云其无形，而诸论不一，又何三焦之多也。至韩飞霞巧其说曰："切脉至右尺，必两手并诊消息之。取三焦应脉浮为上焦，与心肺脉合；中为中焦，与脾胃脉合；沉为下焦，与肝肾脉合。故曰：尺脉第三同断病。"此又飞霞讹以传讹，违道愈远。《素问·脉要精微论》曰："尺外以候肾，尺里以候腹中。"未尝谓尺候三焦也。《脉经》曰："尺脉芤，下焦虚。尺脉迟，下焦有寒。"又曰："尺脉浮者，客阳在下焦。"观此三言，则尺主下焦耳。何以韩之巧说附入哉？《脉经·一卷·第七篇·脉法赞》云："右为子户，名曰三焦。"子户，命门也。右肾为命门，男子以藏精，女子以系胞，故为子户。而名之为三焦者，此犹两额之傍亦名为太阳云耳。非谓即太阳经也。安得执词而害义耶！若第二卷·第二篇虽云"右肾合三焦"，然上有"一说云"三字，则叔和亦附此语，以俟参考，不敢自居为定论明矣。今论定上焦从两寸，中焦从两关，下焦从两尺，斯则与《脉要精微论》"上竟上者，胸喉中事。下竟下者，少腹腰股膝胫足中事"二句符合，更何必纷纷异议哉！一医常谓余曰：吾四十余年行医，从不知分剖三焦，乃亦见推于当世矣。噫！浅近如此者，犹存而不论，又安能司八正邪，别五中部，按脉动静耶？

心、肝、脾、肺，俱各一候，惟肾一脏而分两尺候者，谓肾有两枚，形如豇豆，分列于腰脊之左右。伪诀以左为肾，右为命门。考诸《明堂》《铜人》等经，命门一穴，在督脉十四椎下陷中，两肾之间，盖一阳居二阴之中，所以成乎坎也。且脉之应于指下者，为有经络，循经朝于寸口。《内经》并无命门之经络，何以应诊而可列之右尺乎？夫男女之异，惟茎户、精血及胞门、子户耳。若夫脉象，自有定位。如左尺水生左关木，左关木生左寸火。君火付权于相火，故右尺火生右关土，右关土生右寸金，复生左尺水。五行循序相生之理也。伪诀乃云"女人反此背看之"，岂理也哉！甚有以左尺候心，右尺候肺，本褚澄地道右行之说，而五行紊乱极矣。

《内经》候法，分配昭彰，如揭日月。从伪诀盛行，束《灵》《素》于高阁，千古阴霾，莫之能扫。因附列《素问》脉法数则，示尊经也。世有不信鸣鼓之攻者，试进而求之于经，则趋向定矣。予言岂诬哉！

《素问·脉要精微论》曰："尺内两傍，则季胁也。"

季胁，小肋也。在胁下两旁，为肾所近之处也。

"尺外以候肾，尺里以候腹。"

尺外者，尺脉前半部也。尺里者，尺脉后半部也。前以候阳，后以候阴。人身以背为阳，肾附于背，故外以候肾。腹为阴，故里以候腹。所谓腹者，凡大小肠、膀胱，皆在其中矣。以下诸部，俱言左右，而此独不分者，以两尺皆主乎肾也。

"中附上，左外以候肝，内以候膈。"

中附上者，言附尺之上而居乎中，即关脉也。左外者，言左关前半部。内者，言左关后半部。余仿此。肝为阴中之阳脏，而亦附近于背，故外以候肝，内以候膈。举一膈而中焦之膈膜、胆府皆在其中矣。

"右外以候胃，内以候脾。"

右关之前，所以候胃。右关之后，所以候脾。脾胃皆中州之官也，而以表里言之，则胃为阳，脾为阴，故外以候胃，内以候脾也。

按：寸口者，手太阴也。太阴行气于三阴，故曰：三阴在手，而主五脏。所以本篇止言五脏，而不及六腑。然胃亦腑也，而此独言之，何也？经所谓五脏皆禀气于胃，胃者，五脏之本也。脏气者，不能自致于手太阴也，故胃气当于此察之。又《五脏别论》云："五味入口藏于胃，以养五脏气，气口亦太阴也。是以五脏六腑之气味，皆出于胃，变见于气口。"然则此篇虽止言胃，而六腑之气亦并见乎此矣。

"上附上，右外以候肺，内以候胸中。"

上附上者，言上而又上，则寸脉也。五脏之位，惟肺最高，故右寸之前以候肺，右寸之后以候胸中。

胸中者，膈膜之上皆是也。

"左外以候心，内以候膻中。"

心肺皆居膈上，故左寸之前以候心，左寸之后以候膻中。膻中者，即心包络之别名也。

按：五脏所居之位，皆五行一定之理。火旺于南，故心居左寸。木旺于东，故肝居左关。金旺于西，故肺居右寸。土旺于中，而寄位西南，故脾胃居右关。此即河图五行之次序也。

"前以候前，后以候后。"

此重申上下内外之义也。统而言之，寸为前，尺为后。分而言之，上半部为前，下半部为后。盖言上以候上，下以候下也。

"上竟上者，胸喉中事也。下竟下者，少腹腰股膝胫足中事也。"

竟者，尽也。言上而尽于上，在脉则尽于鱼际，在体则应乎胸喉也。下而尽于下，在脉则尽于尺部，在体则应乎少腹腰足也。

按：此篇首言尺，次言中附上而为关，又次言上附上而为寸，皆自内以及外者，盖以太阴之脉，从胸走手，以尺为根本，寸为枝叶也。故曰：凡人之脉，宁可有根而无叶，不可有叶而无根。

又按：内外二字，诸家之注，皆云内侧。若以侧为言，必脉形扁阔，或有两条者乃可耳。不然，则于义不通矣。如前以候前，后以候后，上竟上，下竟下者，皆内外之义也。观易卦六爻，自下而上，以上三爻为外卦，以下三爻为内卦，则上下内外之义昭然矣。

"推而外之，内而不外，有心腹积也。"

推者，察也，求也。凡诊脉先推求于外，若但沉脉而无浮脉，是有内而无外矣，故知其病在心腹而有积也。

"推而内之，外而不内，身有热也。"

推求于内，浮而不沉，则病在外而非内矣。惟表有邪，故身热也。

"推而上之，上而不下，腰足清也。"

清者，冷也。推求于腰，上部则脉强盛，下部则脉虚弱，此上盛下虚，故足清冷也。上下有二义：以寸关尺言之，寸为上，尺为下也；以浮中沉言之，浮为上，沉为下也。

"**推而下之，下而不上，头项痛也。**"

推求于下部，下部有力，上部无力，此清阳不能上升，故头项痛。或阳虚而阴凑之，亦头项痛也。

"**按之至骨，脉气少者，腰脊痛而身有痹也。**"

按之至骨，肾肝之分也。脉气少者，言无力也。肾水虚故腰脊痛，肝血亏则身有痹也。

按：本篇上竟上者，言胸喉中事，下竟下者，言小腹膝足中事，分明上以候上，下以候下，而叔和乃谓"心部在左手关前寸口，与手太阳为表里，以小肠合为府，合于上焦"云云，伪诀遂有左心、小肠之说。不知自秦汉而下，从未有以大小肠取于两寸者，扁鹊、仲景诸君心传可考，伪诀何能以手障天也。

五脏本脉

五脏不同，各有本脉。左寸之心，浮大而散。右寸之肺，浮涩而短。肝在左关，沉而弦长。肾在

左尺，沉石而濡。右关属脾，脉象和缓。右尺相火，
与心同断。

心肺居上，脉应浮。肾肝居下，脉应沉。脾胃
居心肺肾肝之间，谓之中州，脉亦应在浮沉之间。
心肺同一浮也，但浮大而散者象夏火，故属心；浮
涩而短者象秋金，故属肺。肝肾同一沉也，但沉而
弦长者象春木，故属肝；沉石而濡者象冬水，故属
肾。脉和而缓，气象冲融，土之性也，故属脾。右
肾虽为水位，而相火所寓，故与左寸同断也。

又按：呼出者心与肺，为阳，故心肺之脉皆浮。
心为阳中之阳，故浮且大而散；肺为阳中之阴，故
浮而兼短涩。吸入者肾与肝，为阴，故肾肝之脉皆
沉。肾为阴中之阴，故沉而且实；肝为阴中之阳，
故沉而兼长。脾为中州，故不浮不沉，而脉在中。
若赵正宗本《难经图说》，以土居金木水火之中，两
关宜皆属脾；肝既为阴，不宜在半浮半沉之左关。
不知越人推明《素问》之义，约而可守，不必转滋
议论也。

四时之脉

春弦夏洪，秋毛冬石；四季之末，和缓不忒。太过实强，病生于外；不及虚微，病生于内。

此言四季各有平脉也。

天地之气，东升属木，位当寅卯，于时为春，万物始生。其气从伏藏中透出，如一缕之烟，一线之泉，在人则肝应之，而见弦脉。即《素问·玉机真脏论》所谓其气来软弱，轻虚而滑，端直以长；《素问·平人气象论》所谓软弱招招，如揭长竿末梢者是也。

气转而南属火，位当巳午，于时为夏，万物盛长。其气从升后散大于外，如腾涌之波，燎原之火，在人则心应之，而见钩脉。即《玉机真脏论》所谓其气来盛去衰；《平人气象论》所谓脉来累累如连珠，如循琅玕者是也。

气转而西属金，位当申酉，于时为秋，万物收成。其气从散大之极自表初收，如浪静波恬，烟清焰息，在人则肺应之，而见毛脉。即《平人气象论》所谓脉来厌厌聂聂，如落榆荚者是也。

气转而北属水，位当亥子，于时为冬，万物合藏。其气收降而敛实，如埋罐之火，汇潭之泉，在人则肾应之，而见石脉。即《玉机真脏论》所谓其气来沉以搏；《平人气象论》所谓脉来喘喘累累如钩，按之而坚者是也。

以上经论所云四时诸脉，形状虽因时变易，其中总不可无和柔平缓景象。盖和缓为土，即是胃气，有胃气而合时，便是平脉。《玉机真脏论》云："脾脉者，土也，孤脏以灌溉四旁者也。"今弦钩毛石中有此一种和缓，即是灌溉四旁，即是土矣，亦即是脾脉矣。以其寓于四脉中，故又曰："善者不可得见。"《平人气象论》亦云："长夏属脾，其脉和柔相离，如鸡践地。"察此脉象，亦不过形容其和缓耳。辰戌丑未之月，各有土旺一十八日，即是灌溉四旁之义。故分而为四，有土而不见土也。若论五行，则析而为五，土居其中，是属长夏。况长夏居金火之间，为相生之过脉，较他季月不同，故独见主时之脉。二说虽殊，其义不悖，当参看之。

所谓太过不及者，言弦、钩、毛、石之脉，与时相应，俱宜和缓而适中，欲其微似，不欲其太显；欲其微见，不欲其不见。今即以一弦脉论之，若过于微弦而太弦，是谓太过，太过则气实强，气实强则气鼓于外而病生于外。脉来洪大、紧数、弦长、滑实为太过，必外因风寒暑湿燥火之伤。不及于微弦而不弦，是谓不及，不及则气虚微，气虚微则馁于内，而病生于内。脉来虚微、细弱、短涩、濡芤为不及，必内因喜怒忧思悲恐惊七情之害。其钩、毛、石之太过不及，病亦犹是。

循序渐进，运合自然；应时即至，躁促为愆。

上古《脉要》曰："春不沉，夏不弦，秋不数，冬不涩，是谓四塞。"谓脉之从四时者，不循序渐进，则四塞而不通也。所以初当春夏秋冬孟月之脉，则宜仍循冬春夏秋季月之常，未改其度，俟二分二至以后，始转而从本令之王气，乃为平人顺脉也。故天道春不分不温，夏不至不热，自然之运，悠久无疆。使在人之脉，方春即以弦应，方夏即以数应，躁促所加，不三时而岁度终矣。其能长世乎！故曰：
一岁之中，脉象不可再见。如春宜弦而脉得洪，病
脉见也，谓真脏之气先泄耳。今人遇立春以前而得
弦脉，反曰时已近春，不为病脉；所谓四时之气，
成功者退，将来者进。言则似辨，而实悖于理矣。

四时百病，胃气为本；脉贵有神，不可不审。

土得天地冲和之气，长养万物，分王四时，而
人胃应之。凡平人之常，受气于谷。谷入于胃，五
脏六腑皆以受气。故胃为脏腑之本。此胃气者，实
平人之常气，不可一日无者，无则为逆，逆则死矣。
胃气之见于脉者，如《素问·玉机真脏论》曰："脉
弱以滑，是有胃气。"《终始》篇曰："邪气来也紧而
疾，谷气来也徐而和。"是皆胃气之谓。故四时有四
时之脉，四时有四时之病，但土灌溉四旁，虽病态
百出，必赖之以为出死入生之机也。比如春令木旺，
其脉当弦，但宜微弦而不至太过，是得春胃之冲和。
若脉来过于弦者，是肝邪之胜，胃气之衰，而肝病
见矣。倘脉来但有弦急，而绝无冲和之气者，乃春
时胃气已绝，而见肝家真脏之脉，病必危矣。钩、

毛、石俱准此。以此察胃气之多寡有无，而病之轻重存亡，燎然在目矣。故蔡氏曰："不大不小，不长不短，不滑不涩，不疾不迟，应手中和，意思欣欣，悠悠扬扬，难以名状者，胃气脉也。"东垣曰："有病之脉，当求其神。如六数、七极，热也。脉中有力，即有神矣。为泄其热。三迟、二败，寒也。脉中有力，即有神矣。为去其寒。若数极、迟败，脉中不复有力，为无神也。而遽泄之、去之，神将何根据耶！故经曰：'脉者，气血之先；气血者，人之神也。'"按王宗正诊脉之法，当从心肺俱浮，肝肾俱沉，脾在中州。即王氏之说，而知东垣所谓脉中有力之中，盖指中央戊己土，正在中候也。胃气未散，虽数而至于极，迟而至于败，尚可图也。故东垣之所谓有神，即《内经》之所谓有胃气也。

浮沉迟数

三至为迟，迟则为冷；六至为数，数即热证。

一息而脉仅三至，即为迟慢而不及矣。迟主冷病。若一息而脉遂六至，即为急数而太过矣。数主热病。若一息仅得二至，甚而一至，则转迟而转冷矣。若一息七至，甚而八至九至，则转数而转热矣。凡一二至与八九至，皆死脉也。

迟数既明，浮沉须别。

迟则为寒，数则为热，固一定之理。欲知寒热之所属，又当别乎浮沉耳。

内因外因

浮沉迟数，辨内外因。

因则有二，此内外之不可不辨也。

外因于天，内因于人。

外感六淫，因之于天。内伤七情，因之于人。

天有阴阳，风雨晦明；人喜怒忧，思悲恐惊。

《左传》医和云："阴淫寒疾，阳淫热疾，风淫末疾，雨淫腹疾，晦淫惑疾，明淫心疾也。"淫者，淫佚偏胜，久而不复之谓。故阴淫则过于清冷，而阳气不治，寒疾从起，如上下厥逆、中外寒慄之类。

阳淫则过于炎燠，而阴气不治，热疾从起，如狂谵烦渴、血泄吐衄之类。风淫则过于动摇，而疾生杪末，如肢废、毛落、昏冒、瘼疭之类。雨淫则过于水湿，而疾生肠腹，如腹满肿胀、肠鸣濡泄之类。晦淫则过于昏暗，阳光内郁而成惑疾，如百合、狐惑、热中、脏燥之类。明淫则过于彰露，阳光外散而成心疾，如恍惚动悸、错妄失神之类。

七情者，人之喜怒忧思悲恐惊也，即所谓七气。喜则气缓，怒则气上，忧则气乱，思则气结，悲则气消，恐则气下，惊则气乱。喜气缓者，喜则气和，营卫通利，故气缓矣。怒气上者，怒则气逆，甚则呕血及食，故气上矣。忧气乱者，忧则抑郁不解，故气乱矣。思气结者，思则身心有所止，气留不行，故气结矣。悲气消者，悲则心系急，肺布叶举，使上焦不通，营卫不散，故气消矣。恐气下者，恐则精却，精却则上焦闭，故气还，还则下焦胀，故气下矣。惊则心无所倚，神无所归，虑无所定，故气乱矣。

老弱、少壮、风土之异

老弱不同，风土各异；既明至理，还贵圆通。

老弱之盛衰，与时变迁。风土之刚柔，随地移易。如老弱之人，脉宜缓弱，若过于旺者，病也。少壮之人，脉宜充实，若过于弱者，病也。东极之地，四时皆春，其气暄和，民脉多缓。南极之地，四时皆夏，其气炎蒸，民脉多软。西极之地，四时皆秋，其气清肃，民脉多劲。北极之地，四时皆冬，其气凛冽，民脉多石。

然犹有说焉。老人脉旺而躁者，此天禀之厚，引年之叟也，名曰寿脉；躁疾有表无里，则为孤阳，其死近矣。壮者脉细而和缓，三部同等，此天禀之静，清逸之士也，名曰阴脉；若脉细小而劲直，前后不等，其可久乎？东南卑湿，其脉软缓，居于高巅，亦西北也。西北高燥，其脉刚劲，居于污泽，亦东南也。南人北脉，取气必刚。北人南脉，取气必柔。东西不齐，可以类剖。又永年者天禀必厚，故察证则将绝而脉犹不绝。夭促者天禀必薄，故察证则未绝而脉已先绝。其可执一乎?《左传》曰:"土厚水深，居之不疾。"《淮南子》曰:"坚土人刚，弱土人肥，垆土人大，沙土人细，息土人美，耗土人丑。山气多男，泽气多女，水气多瘖，风气多聋，林气多癃，木气多伛，湿气多肿，石气多力，阴气多瘿，暑气多夭，寒气多寿，谷气多痹，丘气多狂，野气多仁，陵气多贪。轻土人利，重土人迟;清水音小，浊水音大;湍水人轻，迟水人重;中土多圣。"凡此数端，乃一定之论也。然一地而或妍媸寿夭之各异同者，盖其生虽由于水土之气，而偏全厚薄，又自不同也。

左手

			寸	上附上
心 膻中	外内	天部	上焦	
肝 膈	外内	人部	中焦	关 中附上
肾 膀胱 小肠	外内	地部	下焦	尺 上 季肋

右手

上附上	寸			
	上焦	天部	外内	肺 胸中
中附上 关	中焦	人部	外内	胃 脾
上 季肋 尺	下焦	地部	外内	肾 大肠

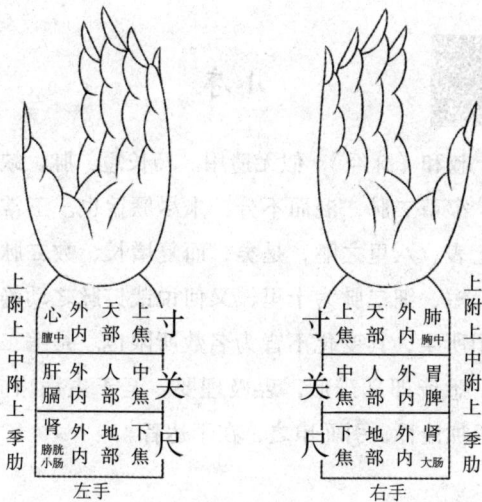

《内经》分配脏腑诊候之图

卷三 二十八脉（上）

小序

　　叔和《脉经》，似无遗用。乃长短二脉，缺而不载；牢革二脉，混而不分；未尽厥旨也。王常辟伪诀七表、八里之陋，是矣，而复增长、数二脉为九表，短、细二脉为十里，又何说哉！脉之动静，固阴阳所生，其变化不皆为名数所限也。是编二十八脉，悉皆即义辨形，衷极理要。至于主病略同者，则不加诠释，引而申之，在于达者。

浮　脉阳

　　体象　浮在皮毛，如水漂木；举之有余，按之不足。

　　浮之为义，如木之浮水面也。其脉应于皮毛，故轻手可得，如水中漂木，虽按之使沉，亦将随手而起。

主病 浮脉为阳，其病在表。左寸浮者，头痛目眩。浮在左关，腹胀不宁。左尺得浮，膀胱风热。右寸浮者，风邪喘嗽。浮在右关，中满不食。右尺得浮，大便难出。

六腑属阳，其应在表，故浮主表病也。高巅之上，惟风可到，杂乱其清阳之气，痛眩之自来。肝为风木之脏，风胜则木张而胁胀。膀胱受风，风胜热淫，津液自燥，故令小便秘涩。肺受风邪，清肃之令不行，气高而喘嗽。风木乘脾，中气惫而食减。肾家通主二便，风客下焦，大府燥而不快。

兼脉 无力表虚，有力表实。浮紧风寒，浮缓风湿。浮数风热，浮迟风虚。浮虚暑惫，浮芤失血。浮洪虚热，浮濡阴虚。浮涩血伤，浮短气病。浮弦痰饮，浮滑痰热。浮数不热，疮疽之兆。

脉非一端，必有兼见之象。或外而偏于六淫，或内而偏于七情，则脉将杂至，然后揆其轻重，以别病情。如浮脉当即见于皮毛，而取之无力，此气不能应，表虚之象；如力来太过，表实何疑。紧则紧敛，寒之性也，风中有寒；缓则缓惰，湿之性也，风中有湿。数乃过于鼓动，为风热相搏；迟乃徐徐而至，为风虚无力。暑伤乎气，气泄则脉虚；营行脉中，血失则脉芤。一则浮取之而如无，气外泄也；一则浮取之而则有，血中脱也。炎炎上蒸，火之象也，但浮则有表无里，故曰虚热；衰薄之甚，若无其下，故曰阴虚。脉浮而涩，乃肺脉之应于秋者，若加以身热，则火盛金衰，血日以损；浮涩而短，乃肺家之本脉，其象过短，是真气不能会于寸口以成权衡，气将竭矣。水饮应沉而言浮者，上焦阳不能运，随着停留；若浮而滑者，则非弦敛不鼓之象，寒当化热，饮当成痰。浮数理应发热，其不发热而反恶寒者，若有一定不移之痛处，疮疽之兆矣。

按：浮脉法天，轻清在上之象，在卦为乾，在时为秋，在人为肺。《素问·玉机真脏论》曰："其气来毛而中央坚，两旁虚，此谓太过，病在外。其气来毛而微，此谓不及，病在中。"又曰："太过则气逆而背痛；不及则喘，少气而咳，上气见血。"

《素问·平人气象论》曰："平肺脉来，厌厌聂聂，如落榆荚，曰肺平。病肺脉来，不上不下，如循鸡羽，曰肺病。死肺脉来，如物之浮，如风吹毛，曰肺死。"然肺掌秋金，天地之气，至秋而降，况金性重而下沉，何以与浮脉相应耶？不知肺金虽沉，而所主者实阳气也。乃自清浊肇分，天以气运于外而摄水，地以形居中而浮于水者也。是气也，即天之谓也。人形象天，故肺主气，外应皮毛。阳为外卫，非皮毛乎，此天之象也。其包裹骨肉腑脏于中，此地之象也。血行于皮里肉腠，昼夜周流无端，此水之象也。合三者而观，非水浮地、天摄水、地悬于中乎？所以圣人作易，取金为气之象。盖大气至清至刚至健、属乎金者也。非至刚不能摄此水，非至健不能营运无息，以举地之重，故以气属金，厥有旨哉！王叔和云："举之有余，按之不足。"最合浮脉象天之义。黎氏以为如捻葱叶，则混于芤脉矣。崔氏云："有表无里，有上无下。"则脱然无根，又混于散脉矣。伪诀云："寻之如太过。"是中候盛满，与浮之名义，有何干涉乎？须知浮而盛大为洪，浮而软大为虚，浮而柔细为濡，浮弦芤为革，浮而无根为散，浮而中空为芤。毫厘疑似，相去千里矣。

沉 脉阴

体象 沉行筋骨，如水投石；按之有余，举之不足。

沉之为义，如石之沉水底也。其脉近在筋骨，非重按不可得，有深深下沉之势。

主病 沉脉为阴，其病在里。左寸沉者，心寒作痛。沉在左关，气不得申。左尺得沉，精寒血结。右寸沉者，痰停水蓄。沉在右关，胃寒中满。右尺得沉，腰痛病水。

五脏属阴，其应在里，故沉主里病也。心失煦燠之权，为寒所制则痛。木失条达之性，为寒所遏则结。肾主精血，若有阴而无阳，譬之水寒则凝。肺位高，脉浮，布一身之阴阳者也。倘使倒置，则真气不运，而或痰或水为害。脾胃喜温，不浮不沉，是其候也。脉形偏于近下，则土位无母，何以营运三焦，熟腐五谷，中满吞酸之证至矣。腰脐以下，皆肾主之。右肾真火所寓，而元阳痼冷，则精血衰败，腰脚因之不利。病水者，肾居下焦，统摄阴液，右为相火，火既衰熄，则阴寒之水不得宣泄。

兼脉 无力里虚，有力里实。沉迟痼冷，沉数内热。沉滑痰饮，沉涩血结。沉弱虚衰，沉牢坚积。沉紧冷疼，沉缓寒湿。

无力里原非实，但气不申；有力有物在里。沉为在里而复迟，虚寒可必；沉为在里而加数，伏热何疑？滑则阴凝之象也，见于沉分，宜有痰饮；涩则血少之征也，按而后得，应为积血。沉为阴，弱为虚，沉弱必主阴虚；沉为里，牢为积，沉牢定为痼冷。沉而紧则寒为敛实，故冷痛也；沉而缓则阳不健行，故湿成焉。按沉脉法地，重浊在下之象，在卦为坎，在时为冬，在人为肾。《素问·玉机真脏论》曰："黄帝曰：'冬脉如营，何如而营？'岐伯对曰：'冬脉肾也，北方之水也，万物所以合藏，其气来沉以软，故曰营。其气如弹石者，此为太过，病在外，令人解㑊，脊脉痛而少气，不欲言。其虚如数者，此谓不及，病在中，令人心悬如饥，胻中清，脊中痛，小腹痛，小便黄赤。'"《素问·平人气象论》曰："平肾脉来，喘喘累累如钩，按之而坚，曰肾平。冬以胃气为本。病肾脉来，如引葛，按之益坚，曰肾病。死肾脉来，发如夺索，辟辟如弹石，曰肾死。"杨氏曰："如绵裹砂，内刚外柔；审度名义，颇不相戾。"伪诀云："缓度三关，状如烂绵。"则是弱脉而非沉脉矣。若缓度三关，尤不可晓。须知沉而细软为弱脉，沉而弦劲为牢脉，沉而着骨为伏脉，刚柔浅深之间，宜熟玩而深思也。

肾之为脏，配坎应冬，万物蛰藏，阳气下陷，冽为雪霜，故脉主沉阴而居里。若误与之汗，则如飞蛾出而见汤矣。此叔和入理之微言，后世之司南也。

迟　脉阴

体象　迟脉属阴，象为不及；往来迟慢，三至一息。

迟之为义，迟滞而不能中和也。脉以一息四至为和平，迟则一息三至。气不振发，行不如度，故曰属阴。

主病 迟脉主脏，其病为寒。左寸迟者，心痛停凝。迟在左关，癥结挛筋。左尺得迟，肾虚便浊，女子不月。右寸迟者，肺寒痰积。迟在右关，胃伤冷物。右尺得迟，脏寒泄泻，小腹冷痛。五脏为阴，迟亦为阴，是以主脏。

阴性多滞，故阴寒之证，脉必见迟也。正如太阳隶于南陆，则火度而行数；隶于北陆，则水度而行迟。即此可以征阴阳迟速之故矣。《难经·九难》曰："迟者，脏也。"又曰："迟则为寒。"《伤寒论》亦曰："迟为在脏。"以阳气伏潜，不能健行，故至数迟耳。其所主病，与沉脉大约相同。但沉脉之病为阴逆而阳郁，迟脉之病为阴盛而阳亏。沉则或须攻散，迟则未有不大行温补者也。

兼脉 有力冷痛，无力虚寒。浮迟表冷，沉迟里寒。迟涩血少，迟缓湿寒。

迟而有力，有壅实不通利之意，痛可想见。迟云阳伏而又无力，岂非虚寒。浮则表之候也，沉则里之候也，兼迟而为寒可必。血得热则行，湿得热则散，迟乃寒象，何以养营而燥湿乎。按迟脉之象，上中下候皆至数缓慢。伪诀云："重手乃得。"是沉脉而非迟脉矣。又云："状且难。"是涩脉而非迟脉矣。一息三至，甚为分明，而云"隐隐"，是微脉而非迟脉矣。迟而不流利则为涩脉，迟而有歇止则为结脉，迟而浮大且缓则为虚脉。至于缓脉，绝不相类。夫缓以宽纵得名，迟以至数不及为义。故缓脉四至，宽缓和平；迟脉三至，迟滞不前。

然则二脉迥别，又安可混哉！以李濒湖之通达，亦云小驳于迟作缓持。以至数论缓脉，是千虑之一失也。叔和曰："一呼一至曰离经，二呼一至曰夺精，三呼一至曰死，四呼一至曰命绝，此损之脉也。一损损于皮毛，二损损于血脉，三损损于肌肉，四损损于筋，五损损于骨。"是知脉之至数愈迟，此时正气已无，阴寒益甚，不过烬灯之余焰，有不转眼销亡者乎！

数 脉阳

体象 数脉属阳，象为太过；一息六至，往来越度。

数之为义，躁急而不能中和也。一呼脉再动，气行三寸，一吸脉再动，气行三寸，呼吸定息，气行六寸。一昼一夜，凡一万三千五百息，当五十周于身，脉行八百一十丈，此经脉周流恒常之揆度。若一息六至，岂非越其常度耶！气行速疾，故曰属阳。

主病 数脉主腑，其病为热。左寸数者，头痛上热，舌疮烦渴。数在左关，目泪耳鸣，左颧发赤。左尺得数，消渴不止，小便黄赤。右寸数者，咳嗽吐血，喉腥嗌痛。数在右关，脾热口臭，胃反呕逆。右尺得数，大便秘涩，遗浊淋癃。

火性急速，故阳盛之证，脉来必数。六腑为阳，数亦为阳，是以主腑。《难经·九难》曰："数者，腑也。"又曰："数则为热。"《伤寒论》亦曰："数为在腑。"此以迟数分阴阳，故即以配脏腑，亦不过言其大概耳。至若错综互见，在腑有迟，在脏有数，在表有迟，在里有数，又安可以脏腑二字拘定耶？火亢上焦，清阳扰乱而头痛；舌乃心之苗，热则生疮而烦渴。肝开窍于目，热甚而泪迫于外；耳鸣者，火逼其炎上之虐耳；左额，肝之应也，热乃赤色见焉。天一之原，阴水用事，热则阴不胜阳，华池之水不能直达于舌底，故渴而善饮，溲如膏油，便赤又其小者矣。肺属金而为娇脏，火其仇雠，火来乘金，咳嗽之媒也；肺火独炽，则咽喉时觉血腥，咽津则痛，乃失血之渐。脾胃性虽喜燥，若太过则有燥烈之虞；胃为水谷之海，热甚而酿成秽气，食入则吐，是有火也。肾主五液，饥饱劳役及辛热浓味，使火邪伏于血中，津液少而大便结矣。

兼脉　有力实火，无力虚火。浮数表热，沉数里热。

数而有力，聚热所致；数而无力，热中兼虚。浮脉主表，沉脉主里，兼数则热可知。

按：数脉与迟脉为一阴一阳，诸脉之纲领。伪诀立七表八里而独遗数脉，止歌于心脏，其过非浅。数而弦急则为紧脉，数而流利则为滑脉，数而有止则为促脉，数而过极则为疾脉，数如豆粒则为动脉。非深思不能辨别也。叔和云："一呼再至曰平，三至曰离经，四至曰夺精，五至曰死，六至曰命尽。"乃知脉形愈数，则受证愈热。肺部见之，为金家贼脉；秋月逢之，为克令凶征。

脉之为道，博而言之，其象多端；约而言之，似不外乎浮、沉、迟、数而已。浮为病在表，沉为病在里，数则为病热，迟则为病寒。而又参之以有力无力，定其虚实，则可以尽脉之变矣。然有一脉而兼见数证，有一证而相兼数脉，又有阳证似阴，阴证似阳，与夫至虚有盛候，大实有羸状，其毫厘疑似之间，淆之甚微；在发汗吐下之际，所系甚大。苟偏执四见，则隘焉勿详。必须二十八字字字穷研，则心贯万象，始而由粗及精，终乃从博反约，称曰善诊，其无愧乎！

滑　脉 阳中之阴

体象　滑脉替替，往来流利；盘珠之形，荷露
之义。

滑者，往来流利而不涩滞也。故如盘中之走珠，
荷叶之承露，形容其旋转轻脱之状。

主病　左寸滑者，心经痰热。滑在左关，头目
为患。左尺得滑，茎痛尿赤。右寸滑者，痰饮呕逆。
滑在右关，宿食不化。右尺得滑，溺血经郁。

滑脉势不安定，鼓荡流利，似近于阳，故曰阳
中之阴。不腐不化之物，象亦如之，故主痰液有物
之类为多。心主高拱，百邪莫犯，如使痰入包络，
未免震邻。东风生于春，病在肝，目者肝之窍，肝
风内鼓则热生，邪害空窍。肾气通于前阴，膀胱火
迫，故茎痛尿赤。肺有客邪，积为痰饮，则气不宣
扬而成呕逆。食滞于胃，脉必紧盛，滑则相近于紧，
故脾胃见之，知其宿食。右尺火部，滑为太过，血
受火迫而随溺出。经郁者，非停痰则气滞血壅相与

为病耳。

兼脉 浮滑风痰，沉滑痰食。滑数痰火，滑短气塞。滑而浮大，尿则阴痛。滑而浮散，中风瘫缓。滑而冲和，娠孕可决。

鼓动浮越，风之象也，故滑而浮者兼风。沉下结滞，食之征也，故滑而沉者兼食。热则生痰，故流利之间而至数加以急疾。郁则气滞，故圆转之际还呈短缩。浮大者膀胱火炽，尿乃作疼。浮散者风淫气虚，行坐不遂。滑伯仁曰："三部脉浮沉正等，无他病而不月者，为有妊也。"故滑而冲和，此血来养胎之兆。夫脉者，血之府也，血盛则脉滑，故妊孕宜之。

凡痰饮、呕逆、伤食等证，皆上、中二焦之病，以滑为水物兼有之象也。设所吐之物非痰与食，是为呕逆，脉必见涩也。溺血、经闭或主淋痢者，咸内有所蓄，血积类液，瘀凝类痰，须以意求耳。

按：《素问·诊要经终篇》曰："滑者，阴气有余。阴气有余，故多汗身寒。"伪诀云："胃家有寒，下焦蓄血，脐下如冰。"与经旨未全违背，第不知变通，禅家所谓死于句下。仲景以翕、奄、沉三字状滑脉者，翕者合也，奄者忽也，当脉气合聚而盛之时，奄忽之间，即以沉去，摩写往来流利之状，极为曲至。又曰："沉为纯阴，翕为正阳，阴阳和合，故令脉滑，关尺自平。"此言无病之滑脉也。若云："阳明脉微沉者，当阳部见阴脉，则阴偏胜而阳不足也。少阴脉微滑者，当阴部见阳脉，则阳偏胜而阴不足也。三部九候，各自不同。"伪诀云："按之即伏，不进不退"，是不分浮滑、沉滑、尺寸之滑矣。仲景恐人误认滑脉为沉，下文又曰："滑者，紧之浮名也。"则知沉为翕奄之沉，非重取乃得一定之沉也。而伪诀云"按之即伏"，与翕奄之沉，何啻千里；云"不进不退"，与滑之象尤为不合。夫血盛则脉滑，故肾脉宜之；气盛则脉滑，故肺脉宜之。此皆滑中之平脉。叔和言"关滑胃热"，乃指与数相似，正《内经》所云"诸过者切之"之滑也。要之，兼浮者毗于阳，兼沉者毗于阴。是以或寒或热，从无定称。惟衡之以浮沉，辨之以尺寸，始无误耳。故善于读书，则如伪诀"胃家有寒"诸说，亦可通之于经；不善读书，《内经》"阴气有余"一语，适足以成刻舟求剑之弊。脉岂易言也哉！

涩 脉 阴

体象 涩脉蹇滞，如刀刮竹；迟细而短，三象俱足。

涩者，不流利之义。《素问·三部九候篇》曰："参伍不调者病。"谓其凝滞而至数不和匀也。《脉诀》以轻刀刮竹为喻者，刀刮竹则阻滞而不滑也。通真子以如雨沾沙为喻者，谓雨沾金石则滑而流利，雨沾沙土则涩而不流也。时珍以病蚕食叶为喻者，谓其迟慢而艰难也。

主病 涩为血少，亦主精伤。左寸涩者，心痛怔忡。涩在左关，血虚肋胀。左尺得涩，精伤胎漏。右寸涩者，痞气自汗。涩在右关，不食而呕。右尺得涩，大便艰秘，腹寒胫冷。

中焦取汁变化而赤，是谓血。壅遏营气，令无所避，是谓脉。两者同质异名。况血为阴液，多则滑利，少则枯涩，势所然也。精也，血也，皆属于阴，故共主之。借以供神明之用者血也，血少则不能养心而痛作，积久而加以惊疑，则怔忡至矣。肝为血海，血少则不能自荣，而所部作痛。肾伤则精无余蓄，男子溲淋，妇人血败胎漏，真阳丧矣。肺家真气既亏，胸中不能营运，则为痞塞；不能卫外而为固，则汗时自出；出则液耗，谓之脱液；漏而不止，卫气散失四肢厥寒，谓之亡阳；阳亡液脱，故亦主涩。血少则脾阴弱而食减呕作，甚而朝食暮吐，暮食朝吐，或随食随吐。胃无余液，血少则津液枯，无由下致，而大便艰。腹寒胫冷，皆缘血少不获随真阳之气以营运耳。

兼脉　涩而坚大，为有实热；涩而虚软，虚大炎灼。

涩本血少而再得坚大之形，乃邪火炽甚，阴不胜阳。若仅见虚软，此属无根之火熏灼耳。或因忧郁，或因浓味，或因无汗，或因妄补，气腾血沸，清化为浊，老痰宿饮，胶固杂糅，脉道阻涩，不能自至，亦见涩状。若重取至骨，似有力而带数，以意参之于证，验之形气，但有热证，当作痼热可也。

按：一切世间之物，濡润者则必滑，枯槁者则必涩。故滑为痰饮，涩主阴衰，理有固然，无足辨者。肺之为脏，气多血少，故右寸见之为合度之诊。肾之为脏，专司精血，故右尺见之为虚残之候。不问男妇，凡尺中沉涩者，必艰于嗣，正血少精伤之确证也。故女人怀子而得涩脉，则血不足养胎；如无孕而得涩脉，将有阴衰髓竭之忧。伪诀云："指下寻之似有，举之全无。"则是微脉而非涩脉矣。叔和谓其"一止复来"，亦有疵病。盖涩脉往来迟难，有类乎止而实非止也。又曰："细而迟，往来难，且散者。"乃浮分多而沉分少，有类乎散，而实非散也。须知极细极软、似有若无为微脉，浮而且细且软为濡脉，沉而且细且软为弱脉。三者之脉，皆指下模糊，有似乎涩，而实有分别也。然一脉涩也，更有外邪相袭，使气分不利而成滞涩；卫气散失，使阳衰不守而成虚涩；肠胃燥渴，津液亦亡，使血分欲尽而成枯涩。在诊之者自为灵通耳。

虚 脉 阴

体象 虚合四形，浮大迟软；及乎寻按，几不可见。

虚之为义，中空不足之象，专以软而无力得名者也。

主病 虚主血虚，又主伤暑。左寸虚者，心亏惊悸。虚在左关，血不营筋。左尺得虚，腰膝痿痹。右寸虚者，自汗喘促。虚在右关，脾寒食滞。右尺得虚，寒证蜂起。

《脉经》曰："血虚脉虚。"而独不言气虚者何也？气为阳，主浮分，血为阴，主沉分。今浮分大而沉分空，故独主血虚耳。若夫肺脉见之，又主气怯者，肺与乾天合德，不浮而沉，气分欲竭之兆也。血少则不足以济心主高拱之权，而动见章皇。肝为血海而主筋，虚则筋失其养。腰者，肾之府也，膝者，骨之屈申开阖处也，虚则不为我用。阳气虚则不能卫外而自汗，真气虚而喘促者，盖由机缄不相接续。食滞者脾胃虚寒，乾健坤顺，两失其职。真火衰而诸证毕集，非转阳和之令，事何克济乎！

虚脉又主伤暑者，盖暑为阳邪，其势足以烁石流金，干于脾则吐利，干于心则烦心，并于上则头重，并于下则便秘；其见于脉也，不洪数而反见虚者，因暑性炎热，使人表气易泄，故脉必虚耳。

按：《脉经》曰："迟大而软，按之豁豁然空。"此言最为合义。虽不言浮字，而曰按之豁然空，则浮字之义已包含矣。崔紫虚以为"形大力薄，其虚可知"，但欠迟字之义耳。伪诀云："寻之不足，举之有余。"是浮脉而非虚脉矣。浮以有力得名，虚以无力取象，有余二字。安可施之虚脉乎？杨仁斋曰："状为柳絮，散漫而迟。"滑伯仁曰："散大而软。"二家之言，俱是散脉而非虚脉矣。夫虚脉按之虽软，犹可见也；散脉按之绝无，不可见也。虚之异于濡者，虚则迟大而无力，濡则细小而无力也。虚之异于芤者，虚则愈按而愈软，芤则重按而仍见也。夫虚脉兼迟，迟为寒象，大凡证之虚极者必夹寒，理势然也。故虚脉行于指下，则益火之原，以消阴翳。

更有浮取之而且大且数，重按之而豁然如无，此名内真寒而外假热，古人以附子理中汤冰冷与服，治以内真热而外假寒之剂也。

实　脉阳

体象　实脉有力，长大而坚；应指幅幅，三候皆然。

实为邪盛有余之象，既大而且兼长，既长大而且有力，既长大有力而且浮中沉三候皆然，则诸阳之象，莫不毕备。

主病　血实脉实，火热壅结。左寸实者，舌强气壅，口疮咽痛。实在左关，肝火胁痛。左尺得实，便秘腹疼。右寸实者，呕逆咽痛，喘嗽气壅。实在右关，伏阳蒸内，中满气滞。右尺得实，脐痛便难，相火亢逆。

脉实必有大邪、大热、大积、大聚。故《脉经》云："血实脉实。"又曰："气来实强，是谓太过。"由是测之，皆主实热。其所主病，大约与数脉相类，而实则过之，以其蕴蓄之深也。

按：《素问·大奇论》曰："肝满、肾满、肺满皆实，即为肿。"如肝雍两胠满，卧则惊，不得小便；肾雍胠下至少腹满，胫有大小，髀胻大跛，易偏枯；肺之雍喘而两胠满之类。皆实脉也。实主邪气有余，易于体象，所以叔和有"尺实则小便难"之说。乃伪诀谬以尺实为"小便不禁"，何适相反。又妄谓"如绳应指来"，则是紧脉之形，而非实脉之象矣。夫紧脉之与实脉，虽相类而实相悬。但紧脉弦急如切绳，而左右弹人手；实脉则且大且长，三候皆有力也。紧脉者，热为寒束，故其象绷急而不宽舒；实脉者，邪为火迫，故其象坚满而不和柔。以证合之，以理察之，便昭昭于心目之间。

又按：张洁古惑于伪诀实主虚寒之说，而遂以姜附施治，此甚不可为训。或实脉而兼紧者，庶乎相当；苟非紧象，而大温之剂施于大热之人，其不立毙者几希！以洁古之智，当必是兼紧之治法无疑耳。夫阴阳对耦，不可稍偏。阳气过旺，不戢有自焚之虞。今世宗丹溪者，以为阳常有余，喜用寒凉，乃致杀人如麻，恬不之怪。又有有激之论，为刘朱之言不息，则轩岐之泽不彰，三吴两浙，翕然成风，以姜附为茶饭，其流毒更不可言。执一舍一，祸害相寻，可胜叹哉！

长　脉阳

体象　长脉迢迢，首尾俱端，直上直下，如循长竿。

首尾相称，往来端直也。

主病　长主有余，气逆火盛。左寸长者，君火为病。长在左关，木实之殃。左尺见长，奔豚冲竞。右寸长者，满逆为定。长在右关，土郁胀闷。右尺见长，相火专冷。

长脉与数脉、实脉皆相类。而长脉应肝，肝属木而生火，如上诸证，莫非东方炽甚，助南离之焰，为中州之仇，须以平木为急耳。

按：《素问·平人气象论》曰："肝脉来软弱招招，如揭长竿末梢，曰肝平。肝脉来盈实而滑，如循长竿，曰肝病。"故知长而和缓，即合春生之气，而为健旺之征。长而硬满，即属火亢之形，而为疾病之应。长脉在时为春，在卦为震，在人为肝。肝主春生之令，天地之气至此而发舒。《素问·脉要精微论》曰："长则气治。"李月池曰："心脉长者，神强气壮。肾脉长者，蒂固根深。"皆言平脉也。如上文主病云云，皆言病脉也。旧说过于本位名为长脉，久久审度，而知其必不然也。寸而上过则为溢脉，寸而下过即为关脉；关而上过即属寸脉，关而下过即属尺脉；尺而上过即属关脉，尺而下过即为覆脉。由是察之，然则过于本位，理之所必无，而义之所不合也。惟其状如长竿，则直上直下，首尾相应，非若他脉之上下参差，首尾不匀者也。凡实、牢、弦、紧四脉皆兼长脉，故古人称长主有余之疾，非无本之说也。

短　脉 阴

体象　短脉涩小，首尾俱俯；中间突起，不能

满部。

短之为象，两头沉下，而中间独浮也。

主病 **短主不及，为气虚证。左寸短者，心神不定。短在左关，肝气有伤。左尺得短，少腹必疼。右寸短者，肺虚头痛。短在右关，膈间为殃。右尺得短，真火不隆。**

《素问·脉要精微论》曰："短则气病。"盖以气属阳，主乎充沛，若短脉独见，气衰之确兆也。然肺为主气之脏，偏与短脉相应，则又何以说也。《素问·玉机真脏论》谓肺之平脉，厌厌聂聂，如落榆荚。则短中自有和缓之象，气仍治也。若短而沉且涩，而谓气不病可乎？

按：一息不运则机缄穷，一毫不续则穹壤判。伪诀以短脉为中间有，两头无，为不及本位。据其说则断绝不通矣。夫脉以贯通为义，若使上不贯通，则为阳绝；下不贯通，则为阴绝；俱为必死之脉。岂有一见短脉，遂致危亡之理乎。戴同父亦悟及于此，而云"短脉只当见于尺寸，若关中见短，是上不通寸，下不通尺，为阴阳绝脉而必死"。同父之说，极为有见。然尺与寸可短，依然落于阴绝阳绝矣。殊不知短脉非两头断绝也，特两头俯而沉下，中间突而浮起，仍目贯通者也。叔和云："应指而回，不能满部。"亦非短脉之合论也。时珍曰："长脉属肝宜于春，短脉属肺宜于秋。但诊肺肝，则长短自见。"故知非其时、非其部，即为病脉也。凡得短脉，必主气血虚损，伪诀指为气壅者何也？洁古至欲以巴豆神药治之，良不可解。

洪　脉阳

体象　洪脉极大，状如洪水；来盛去衰，滔滔满指。

洪脉，即大脉也。如洪水之洪，喻其盛满之象也。

主病　洪为盛满，气壅火亢。左寸洪者，心烦舌破。洪在左关，肝脉太过。左尺得洪，水枯便难。右寸洪者，胸满气逆。洪在右关，脾土胀热。右尺得洪，龙火燔灼。

按：洪脉在卦为离，在时为夏，在人为心，时当朱夏，天地之气，酣满畅遂，脉者得气之先，故应之以洪。洪者，大也，以水喻也。又曰钩者，以木喻也。夏木繁滋，枝叶敷布，重而下垂，故如钩也。钩即是洪，名异实同。《素问·玉机真脏论》以洪脉为来盛去衰，颇有微旨。大抵洪脉只是根脚阔大，却非坚硬。若使大而坚硬，则为实脉而非洪脉矣。《素问·脉要精微论》曰："大则病进。"亦以其气方张也。《玉机真脏论》曰："'夏脉如钩，何如而钩？'岐伯曰：'夏脉，心也，南方火也，万物所以盛长也，其气来盛去衰，故曰钩。反此者病。'黄帝曰：'何如而反？'岐伯曰：'其气来盛去亦盛，此谓太过，病在外。其气来不盛去反盛，此谓不及，病在中。太过则令人身热而肤痛，为浸淫。不及则令人烦心，上见咳唾，下为气泄。'"叔和云："夏脉洪大而散，名曰平。若反得沉濡而滑者，是肾之乘心，水之克火，为贼邪，死不治。反得大而缓者，是脾之乘心，子之扶母，为实邪，虽病自愈。反得弦细而长者，是肝之乘心，母之归子，为虚邪，虽病易治。反得浮涩而短者，是肺之乘心，金之陵火，为微邪，虽病即瘥。"凡失血、下利、久嗽、久病之人，俱忌洪脉。《素问·三部九候论》曰："形瘦、脉大、多气者死。"可见形证不与脉相合者，均非吉兆。

微　脉阴

体象　微脉极细，而又极软；似有若无，欲绝非绝。

微之为言，近于无也。仲景曰："瞥瞥如羹上肥。"状其软而无力也。"萦萦如蚕丝。"状其细而难见也。古人"似有若无，欲绝非绝"八字，真为微脉传神。

主病　微脉模糊，气血大衰。左寸微者，心虚忧惕。微在左关，寒挛气乏。左尺得微，髓竭精枯。右寸微者，中寒少气。微在右关，胃寒气胀。右尺得微，阳衰寒极。

按：算数者以十微为一忽，十忽为一丝，十丝为一毫,十毫为一厘。由是推之,则一厘之少,分而为万,方始名微,则微之渺小难见可知。世俗未察微脉之义,每见脉之细者,辄以微、细二字并称,是何其言之不审耶?轻取之而如无,故曰阳气衰;重按之而欲绝,故曰阴气竭。若细脉则稍稍较大,显明而易见,非如微脉之模糊而难见也。虽其证所患略同,而其形亦不可不辨。时珍云:"微主久虚血弱之病,阳微则恶寒,阴微则发热。"自非峻补,难可回春。而伪诀所云:"漩之败血小肠虚。"何以置之微脉乎?若不兼他象,虽微而来去未乱,犹可图存于百一。卒病得之,犹或可生者,谓邪气不至深重也。长病得之,多不可救者,正气将次绝灭,草木之味难借以支持耳。

在伤寒证惟少阴有微脉,他经则无。其太阳膀胱为少阴之府,才见脉微恶寒,仲景早从少阴施治,而用附子、干姜矣。盖脉微恶寒,正阳气衰微所至。诗云:"彼月而微,此日而微;今此下民,亦孔之哀。"在天象之阳且不可微,然则人身之阳顾可微哉!肾中既已阴盛阳微,寒自内生,复加外寒斩关直入，其人顷刻云亡。故仲景以为卒病，而用辛热以回一线真阳于重泉之下也。卒中寒者，阳微阴盛，最为危急。《素问·调经论篇》曰："阴盛生内寒。因厥气上逆，寒气积于胸中而不泄，则温气去，寒独留，留则血凝，血凝则脉不通，其脉盛大以涩，故中寒。"夫既言阴盛生内寒矣，又言故中寒者，岂非内寒先生，外寒内中之耶！经既言血脉不通矣，又言其脉盛大以涩者，岂非以外寒中，故脉盛大，血脉闭，故脉涩耶！此中深有所疑，请申明之。一者，人身卫外之阳最固，太阳卫身之背，阳明卫身之前，少阳卫身之两侧，今不由三阳而直中少阴，岂真从天而下？盖厥气上逆，积于胸中，则胃寒；胃寒则口食寒物，鼻吸寒气，皆得入胃。肾者，胃之关也，外寒斩关直入少阴肾脏，故曰中寒也。此经隐而未言者也。一者，其脉盛大以涩，虽曰中寒，尚非卒病，卒病中寒，其脉必微。盖经统言伤寒、中寒之脉，故曰盛大以涩。仲景以伤寒为热病，中寒为寒病，分别言之。伤寒之脉，大都以大浮数动滑为阳，沉涩弱弦微为阴。阳病而见阴脉且主死，况阴病卒病，必无反见阳脉盛大之脉。若只盛大以涩，二阳一阴，亦何卒急之有哉！此亦经所隐而难窥者也。

卷四 二十八脉（下）

紧 脉 阴中之阳

体象 紧脉有力，左右弹人；如绞转索，如切紧绳。

紧者，绷急而兼绞转之形也，多枭动夭矫之势。《素问》曰："往来有力，左右弹人手。"则刚劲之概可掬。

主病 紧主寒邪，亦主诸痛。左寸紧者，目痛项强。紧在左关，胁肋痛胀。左尺紧者，腰脐作痛。右寸紧者，鼻塞膈壅。紧在右关，吐逆伤食。右尺得紧，奔豚疝疾。

紧为收敛之象，犹天地之有秋冬，故主寒邪。阳困阴凝，故主诸痛。

兼脉 浮紧伤寒，沉紧伤食。急而紧者，是谓遁尸。数而紧者，当主鬼击。

浮紧有力，无汗，发热，恶寒，头项痛，腰脊强拘急，体痛，骨节疼，此为伤寒邪在表也。独右关紧盛为饮食内伤，两手脉俱紧盛即是夹食伤寒。遁尸鬼击者，皆属阴邪之气卒中于人，邪正交争，安得不急数乎？中恶祟乘之，脉而得浮紧，谓邪方炽而脉无根也；咳嗽虚损之脉而得浮紧，谓正已虚而邪方痼也。咸在不治。

按：天地肃杀之气，阴凝收敛，其见于脉也为紧。较之于弦，更加挺劲之异。仲景曰："如转索无常。"叔和曰："数如切绳。"丹溪曰："如纫箄线，譬如以二股三股纠合为绳，必旋绞而转，始得紧而成绳。"可见紧之为义，不独纵有挺急，抑且横有转侧也。不然，左右弹手及转索诸喻，将何所取义乎！古称热则筋纵，寒则筋急，此惟热郁于内而寒束其外，崛强不平，故作是状。紧之与迟，虽同主乎寒，迟则气血有亏，乃脉行迟缓而难前，紧则寒邪凝袭，乃脉行夭矫而搏击。须知数而流利则为滑脉，数而有力则为实脉，数而绞转则为紧脉。形状画一，不可紊也。崔氏但言如线，亦窥见梗概，第未言之透快耳。紧之一字，已经古人工于摹写，而伪诀妄曰："寥寥入尺来。"思之几同寱语。夫紧脉犹之行路，不惟足高气扬，履声接踵，抑且左右恣意，而竟比之一龙钟衰老举步不前之态，其比拟失伦，肆口无忌，何至于此！庸工犹以为金针也。吁！可怪矣！

缓　脉阴

体象　缓脉四至，来往和匀；微风轻飐，初春杨柳。

缓脉以宽舒和缓为义，与紧脉正相反也。故曰：缓而和匀，不浮不沉，不大不小，不疾不徐，意思欣欣，悠悠扬扬，难以名状者，此真胃气脉也。

兼脉　主病　缓为胃气，不主于病。取其兼见，方可断证。浮缓伤风，沉缓寒湿。缓大风虚，缓细湿痹。缓涩脾薄，缓弱气虚。左寸涩缓，少阴血虚。左关浮缓，肝风内鼓。左尺缓涩，精宫不及。右寸浮缓，风邪所居。右关沉缓，土弱湿侵。右尺缓细，真阳衰极。

《素问·玉机真脏论》："岐伯曰：脾者，土也，孤脏以灌四旁者也。善者不可见，恶者可见。"是故脉不主疾病。惟考其兼见之脉，乃可断其为病。浮而且缓，风上乘也；沉而且缓，湿下侵也。缓而且大，风虚内盛；缓而且细，湿痹外乘。缓而且涩，脾不能统血也；缓而且弱，肺不能主气也。

按：缓脉在八卦为坤，在五行为土，在时为四季之末，在人身为足太阴脾。若阳寸阴尺上下同等，浮大而软无偏胜者，和平之脉也。故张太素又比之"如丝在经，不卷其轴；应指和缓，往来甚匀。"盖土为万物之母，中气调和，则百疾不生，缓之于脉大矣哉！

《素问·玉机真脏论》曰："其来如水之流者，此为太过，病在外；如鸟之喙，此谓不及，病在中。太过则令人四肢沉重不举，不及则令人九窍壅塞不通。"《脉经》云："脾王之时，其脉大阿阿而缓，名曰平脉。反得弦细而长者，是肝之乘脾，木之克土，为贼邪，死不治。反得浮涩而短者，是肺之乘脾，子之扶母，为实邪，虽病自愈。反得洪大而散者，是心之乘脾，母之归子，为虚邪，虽病易治。反得沉濡而滑者，是肾之乘脾，水之陵土，为微邪，虽病即瘥。伪诀以缓脉主脾热、口臭、反胃、齿痛、梦鬼诸证，似乎缓脉主实热有余之证，杜撰如此。

芤　脉 阳中之阴

体象 芤乃草名，绝类慈葱；浮沉俱有，中候独空。

芤草状与葱无异。假令以指候葱，浮候之，着上面之葱皮，中候之，正当葱中空处；沉候之，又着下面之葱皮。

主病 芤状中空，故主失血。左寸芤者，心主丧血。芤在左关，肝血不藏。左尺得其，便红为咎。右寸芤者，相傅阴亡。芤在右关，脾血不摄。右尺得芤，精漏欲竭。

卫行脉外，营行脉中，凡失血之病，脉中必空，故主证如上。

按：芤之为义，两边俱有，中央独空之象。刘三点云："芤脉何似？绝类慈葱；指下成窟，有边无中。"叔和云："芤脉浮大而软，按之中央空，两边实。"二家之言，已无遗蕴。戴同父云："营行脉中，脉以血为形。芤脉中空，脱血之象。"伪诀云："两头有，中间无。"以头字易叔和之边字，则是上下之脉划然中断，而成阴绝阳绝之诊矣。又云："寸芤积血在胸中，关内逢芤肠里痛。"是以芤为蓄血积聚之实脉，非失血虚家之空脉矣。时珍亦祖述其言，岂曾未精思耶！伪诀又云："芤主淋沥，气入小肠。"与失血之候，有何干涉。即叔和云："三部脉芤，长病得之生，卒病得之死。"然暴失血者脉多芤，而谓卒病得之死可乎？其言亦不能无疵也。至刘肖斋所引诸家论芤脉者，多出附会，不可尽信。若周菊潭谓生平诊脉，未有芤象者，抑何其言之不审耶！虞德恒治一人，潮热微似疟，小腹有边一块，大如鸡卵作痛，右脚不能申缩。虞诊其脉，左寸芤而带涩，右寸芤而洪实，两尺两关俱洪数。曰："此大小肠之间欲作痈耳。"虞说仍沿伪诀，以寸尺相为表里耳。

然芤者，中空之象，带涩犹可并，曰带洪实，实则
不芤，而芤则不实，岂虞之辨证，乃别有据，姑托
于脉以明其术耶？否则于理亦不可解矣。

弦 脉 <small>阳中之阴</small>

体象 弦如琴弦，轻虚而滑；端直以长，指下
挺然。

弦之为义，如琴弦之挺直而略带长也。弦脉与
长脉皆主春令，但弦为初春之象，阳中之阴，天气
犹寒，故如琴弦之端直，而挺然稍带一分之紧急也。
长为暮春之象，纯属于阳，绝无寒意，故如木干之
迢直以长，纯是发生气象也。

主病 弦为肝风，主痛主疟，主痰主饮。左寸
弦者，头痛心劳。弦在左关，痰疟癥瘕。左尺得弦，
饮在下焦。右寸弦者，胸及头疼。弦在右关，胃寒
膈痛。右尺得弦，足挛疝痛。

胆为甲木，肝为乙木。自北而东，在肝为厥阴
而阴尽，在胆为少阳而阳微。初春之象，逗气尚少，

升如一缕，有弦义焉。风属木而应春，弦是其本脉，生于风则象风，故脉自弦。弦寒敛束，气不舒畅，故又主痛疟之作也。邪正交争，或寒而热，热而寒，寒热往来，正邪出入，枢主于中。《素问·阴阳离合论》曰："少阳为枢"，故脉亦当弦。饮者，痰之类也。弦直而敛，无鼓荡之力，故饮留焉。头乃六阳所聚，阳虚不能张大，或致外邪所乘，安得不痛。疟疾寒热往来，常在少阳经，故曰"疟脉自弦"，又曰"无痰不成疟"。瘕处于其地，则邪正不敌，小腹沉阴之位，受寒乃痛。肺家阳气衰微，更受阴寒，或右边头痛，或胸次作疼。木来乘土，胃寒不化，真火不足，无以温暖肝木，挛痛之自来也。

兼脉　浮弦支饮，沉弦悬饮。弦数多热，弦迟多寒。阳弦头疼，阴弦腹痛。单弦饮癖，双弦寒痼。

　　饮停在上不在胃，而支留于心胸；饮停在下不在胃，而悬留于腹胁。故一弦而浮，一弦而沉也。数则为热，弦而兼数者，病亦兼热。迟则为寒，弦而兼迟者，病亦兼寒。阳弦者，寸弦也。邪在三阳，三阳走头，故头疼。阴弦者，尺弦也。邪在三阴，三阴走腹，故腹痛。单弦则止为饮癖。若脉见双弦，已具纯阴之象，若不能食，为木来克土，必不可治。

按：弦脉在八卦为震，在五行为木，在四时为春，在五脏为肝。《素问·玉机真脏论》曰："春脉，肝也，东方木也，万物之所以始生也。故其气来软弱，轻虚而滑，端直以长，故曰弦。反此者病。其气来而实强，此为太过，病在外；其气来不实而微，此为不及，病在中。太过则令人善怒，忽忽眩冒而巅疾；不及则令人胸胁痛引背，两胁胠满。"《素问·平人气象论》曰："平肝脉来，软弱招招，如揭长竿末梢，曰肝平。春以胃气为本。病肝脉来，盈实而滑，如循长竿，曰肝病。死肝脉来，急益劲，如新张弓弦，曰肝死。"戴同父云："弦而软，其病轻。弦而硬，其病重。"深契《内经》之旨。《素问·玉机真脏论》云："端直以长。"叔和云："如张弓弦。"巢氏云："按之不移，察察如按琴瑟弦。"戴同父云："从中直过，挺然指下。"诸家之论弦脉，可谓深切着明。而伪诀乃言"时时带数"，又言"脉紧状绳牵"，则是紧脉之象，安在其弦脉之义哉！弦亦谓其主痰。

然以饮较痰尚未结聚，所以弦不似滑之累累替替之有物形也。

革 脉阳中之阴

体象 革大弦急，浮取即得；按之乃空，浑如鼓革。

恰如鼓皮，外则绷急，内则空虚也。故浮取于鼓面而已即得，若按之则虚而无物矣。

主病 革主表寒，亦属中虚。左寸革者，心血虚痛。革在左关，疝瘕为祟。左尺得革，精空可必。右寸革者，金衰气壅。革在右关，土虚而疼。右尺得革，殒命为忧。女人得之，半产漏下。

脉如皮革，表邪有余，而内则不足。惟表有寒邪，故弦急之象先焉；惟中亏气血，故空虚之象显焉。男人诸病，多由精血不足之故。女人半产漏下者，亦以血骤去，故脉则空也。

按：革者，皮革之象也。浮举之而弦急，非绷急之象乎？沉按之而豁然；非中空之象乎？仲景曰：

"脉弦而大，弦则为减，大则为芤；减则为寒，芤则为虚；虚寒相搏，此名为革。"此节正革脉之注脚也。革如皮革，急满指下。今云"脉弦而大"，只此四字可以尽革脉之形状矣。"弦则为减"以下，又发明所以为革之义也。叔和云："三部脉革，长病得之死，新病得之生。"时珍云："此芤、弦二脉相合，故为亡精失血之候。诸家脉书皆以为即牢脉也。故或有革无牢，或有牢无革，混淆莫辨。不知革浮牢沉，革虚牢实，形与证皆异也。《甲乙经》曰：'浑浑革革，至如涌泉，病进而色弊；绵绵其去如弦绝者死。'谓脉来混浊革变，急如泉涌，出而不返也。"观其曰"涌泉"，则浮取之不止于弦大，而且数、且搏、且滑矣。曰"弦绝"，则重按之不止于豁然，而且绝无根蒂矣。故曰"死"也。王贶以为溢脉者，因《甲乙经》有"涌泉"之语，而附会其说也。不知溢脉者，自寸而上贯于鱼际，直冲而上，如水之沸而盈溢也，与革脉奚涉乎？丹溪曰："如按鼓皮。"其于中空外急之义，最为切喻。伯仁以革为变革之义，误矣。若曰变革，是怪脉也，而革果怪脉乎？

则变革之义何居耶？

牢 脉 阴中之阳

体象 牢在沉分，大而弦实；浮中二候，了不可得。

深居在内之象也。故树本以根深为牢，盖深入于下者也；监狱以禁囚为牢，深藏于内者也。仲景曰："寒则牢固。"又有坚固之义也。

主病 牢主坚积，病在乎内。左寸牢者，伏梁为病。牢在左关，肝家血积。左尺得牢，奔豚为患。右寸牢者，息贲可定。牢在右关，阴寒痞癖。右尺得牢，疝瘕痛甚。

牢脉所主之证，以其在沉分也，故悉属阴寒；以其形弦实也，故咸为坚积。积之成也，正气不足，而邪气深入牢固。心之积，名曰伏梁；肝之积，名曰肥气；肾之积，名曰奔豚；肺之积，名曰息贲；脾之积，名曰痞气。及一切按之应手者曰癥；假物成形者曰瘕；见于肌肉间者曰痃；结于隐癖者曰癖。经曰："积之始生，得寒乃生，厥乃成积。"故牢脉咸主之。若夫失血亡精之人，则内虚而当得革脉，乃为正象；若反得牢脉，是脉与证反，可以卜短期矣。

按：沈氏曰："似沉似伏，牢之位也。实大弦长，牢之体也。牢脉不可混于沉脉、伏脉，须细辨耳。沉脉如绵裹砂，内刚外柔，然不必兼大弦也。伏脉非推筋至骨，不见其形。在于牢脉，既实大，才重按之便满指有力，以此为别耳。"叔和云："似沉似伏。"犹不能作画一之论也。吴草庐曰："牢为寒实，革为虚寒，安可混乎？"伪诀云："寻之则无，按之则有。"但依稀仿佛，却不言实大弦长之形象，是沉脉而非牢脉矣。又曰："脉入皮肤辨息难。"更以牢为死亡之脉，其谬可胜数哉！

濡　脉 阴中之阴

体象　濡脉细软，见于浮分；举之乃见，按之即空。

濡者，即软之象也。必在浮候见其细软，若中候沉候，不可得而见也。叔和比之"帛浮水面"，时珍比之"水上浮沤"，皆状其随手而没之象也。

主病 濡主阴虚，髓竭精伤。左寸濡者，健忘惊悸。濡在左关，血不荣筋。左尺得濡，精血枯损。右寸濡者，腠虚自汗。濡在右关，脾虚湿侵。右尺得濡，火败命倾。

按：浮主气分，浮取之而可得，气犹未败；沉主血分，沉按之而如无，此精血衰败。在久病老年之人，尚未至于必绝，为其脉与证合也；若平人及少壮及暴病见之，名为无根之脉，去死不远。叔和言"轻手相得，按之无有"。伪诀反言"按之似有举之无。"悖戾一至于此耶！且按之则似有，举之则还无，是弱脉而非濡脉矣。濡脉之浮软，与虚脉相类，但虚脉形大而濡脉形小也。濡脉之细小，与弱脉相类，但弱在沉分而濡在浮分也。濡脉之无根，与散脉相类。但散脉从浮大而渐至于沉，濡脉从浮小而渐至于不见也。从大而至沉者全凶，从小而之无者为吉凶相半也。又主四体骨蒸，盖因肾气衰绝，水不胜火耳。

弱　脉_阴

体象　弱脉细小，见于沉分；举之则无，按之乃得。

沉而且细且小，体不充，势不鼓也。

主病　弱为阳陷，真气衰弱。左寸弱者，惊悸健忘。弱在左关，木枯挛急。左尺得弱，涸流可征。右寸弱者，自汗短气。弱在右关，水谷之疴。右尺得弱，阳陷可验。

夫浮以候阳，阳主气分，浮取之而如无，则阳气衰微，确然可据。夫阳气者，所以卫外而为固者也，亦以营运三焦、熟腐五谷者也。柳氏曰："气虚则脉弱。寸弱阳虚，尺弱阴虚，关弱胃虚。弱脉呈形，而阴霾已极，自非见睍，而阳何以复耶？"《素问·玉机真脏论》曰："脉弱以滑，是有胃气。脉弱以涩，是为久病。"愚谓弱堪重按，阴犹未绝；若兼涩象，则气血交败，生理灭绝矣。仲景云："阳陷入阴，当恶寒发热。久病及衰年见之，犹可维援；新病及少壮得之，不死安待！"

按：《脉经》曰："弱脉极软而沉细，按之乃得，举手无有。"何其彰明详尽也。伪诀谓"轻手而得"，明与叔和相戾，且是濡脉之形，而非弱脉之象。因知伪诀误以濡脉为弱，弱脉为濡，其卤莽特甚。即黎氏浮沤之譬，亦蹈高阳之弊，不可不详加考据也。

散　脉阴

体象　散脉浮乱，有表无里；中候渐空，按则绝矣。

自有渐无之象，亦散乱不整之象也。当浮候之，俨然大而成其为脉也；及中候之，顿觉无力而减其十之七八矣；至沉候之，杳然不可得而见矣。

主病　散为本伤，见则危殆。左寸散者，怔忡不卧。散在左关，当有溢饮。左尺得散，北方水竭。右寸散者，自汗淋漓。散在右关，胀满蛊坏。右尺得散，阳消命绝。

按：渐重渐无，渐轻渐有，明乎此八字，而散字之象恍然矣。故叔和云："散脉大而散，有表无里。"字字斟酌。崔氏云："涣漫不收。"盖涣漫即浮大之义，而不收即无根之义；虽得其大意，而未能言之凿凿也。柳氏云："无统纪，无拘束，至数不齐，或来多去少，或去多来少，涣散不收，如杨花散漫之象。"夫杨花散漫，即轻飘而无根之说也。其言至数不齐，多少不一，则散乱而不能整齐严肃之象也。此又补叔和未备之旨，深得散脉之神者也。戴同父云："心脉浮大而散，肺脉短涩而散，皆平脉也。心脉软散为怔忡，肺脉软散为汗出，肝脉软散为溢饮，脾脉软散为胕肿，皆病脉也。肾脉软散，诸病脉代散，皆死脉也。"古人以代散为必死者，盖散为肾败之征，代为脾绝之征。肾脉本沉，而散脉按之不可得见，是先天资始之根本绝也。脾脉主信，而代脉歇至不愆其期，是后天资生之根本绝也。故二脉独见，均为危殆之候；而二脉交见，尤为必死之符。

细　脉 阴

体象　细直而软，累累萦萦；状如丝线，较显于微。

小也，细也，状如丝也。比之于微，指下犹尚易见，未至于举按模糊也。

主病　细主气衰，诸虚劳损。左寸细者，怔忡不寐。细在左关，肝血枯竭。左尺得细，泄痢遗精。右寸细者，呕吐气怯。细在右关，胃虚胀满。右尺得细，下元冷惫。

细脉、微脉俱为阳气衰残之候。夫气主煦之，非行温补，何以复其散失之元乎？常见虚损之人，脉已细而身常热，医者不究其元，而以凉剂投之，何异于恶醉而强酒？遂使真阳散败，饮食不进，上呕下泄，是速之使毙耳。《素问·阴阳别论》云："壮火食气，少火生气。"人非少火，无以营运三焦，熟腐五谷。未彻乎此者，安足以操司命之权哉！然虚劳之脉，细数不可并见，并见者必死。细则气衰，数则血败，气血交穷，短期将至。叔和云："细为血少，亦主气衰。有此证则顺，无此证则逆。"故吐利失血，得沉细者生。忧劳过度之人，脉亦多细，为自戕其气血也。春夏之令，少壮之人，俱忌细脉。谓其不与时合，不与形合也。秋冬之际，老弱之人，不在禁忌之例。

按：丝之质最柔，丝之形最细，故以形容细脉。王启玄曰："状如莸蓬。"正于柔细之态，善摹巧拟，恍在目前。伪诀失其柔软之意，而但云极细则可移于微脉，而岂能独标细脉之体象乎！微、细二脉，或有单指阳衰，或有单指阴竭，或有兼阴阳而主病，则非画一之论矣。大都浮而细者属之阳分，则见自汗、气急等证；沉而细者属之阴分，则见下血、血痢等证。

伏　脉阴

体象　伏为隐伏，更下于沉；推筋着骨，始得其形。

伏之为义，隐伏而不见之谓也。浮中二候，绝无影响；虽至沉候，亦不可见；必推筋至骨，方始得见耳。

主病　伏脉为阴，受病入深。左寸伏者，血郁之恚。伏在左关，肝血在腹。左尺得伏，疝瘕可验。右寸伏者，气郁之殃。伏在右关，寒凝水谷。右尺得伏，少火消亡。

其主病多在沉阴之分，隐深之地，非轻浅之剂所能破其藩垣也。诸证莫非气血结滞，惟右关、右尺责其无火。盖火性炎上，推筋至骨而形始见，积衰可知。更须分辨有力无力，则伏中之虚实燎然矣。

按：《伤寒论》中以一手脉伏为单伏，两手脉伏曰双伏，不可以阳证见阴脉为例也。火邪内郁，不得发越，乃阳极似阴。故脉伏者，必有大汗而解，正如久旱将雨，必先六合阴晦一回，雨后庶物咸苏也。又有阴证伤寒，先有伏阴在内，而外复感寒邪，阴气壮盛，阳气衰微，四肢厥逆，六脉沉伏，须投姜、附及灸关元，阳乃复回，脉乃复出也。若太豀、冲阳皆无脉者，则必死无疑。刘玄宾云："伏脉不可发汗。"为其非表脉也,亦为其将自有汗也。乃伪诀云:"徐徐发汗。"而洁古欲以附子细辛麻黄汤发之,皆非伏脉所宜也。伪诀论形象则妄曰"寻之似有,定息全无",是于中候见形矣,于伏之名义何居乎?

动　脉 阳

体象　动无头尾,其形如豆,厥厥动摇,必兼滑数。

动脉厥厥动摇,急数有力,两头俯下,中间突起,极与短脉相类。但短脉为阴,不数、不硬、不滑也;动脉为阳,且数、且硬、且滑也。

主病　动脉主痛,亦主于惊。左寸动者,惊悸可断。动在左关,惊及拘挛。左尺得动,亡精失血。右寸动者,自汗无疑。动在右关,心脾疼痛。右尺得动,龙火奋迅。

阴阳不和,气搏击则痛,气撺进则惊。动居左寸,心主受侮,惊悸至矣。肝胆同居,肝主筋而胆主震定,动则皆病。人之根蒂在尺,动则阳不能卫,阴不能守，亡精失血，可立而待。肺家主气，动则外卫不密，汗因之泄。阴阳相搏，心脾不安，动乃痛作。右尺真阳潜伏之所，而亦见动象，则阳气不得蛰藏，必有非时奋迅之患。

按：关前为阳，关后为阴。故仲景云："阳动则汗出。"分明指左寸之心，汗为心之液；右寸之肺，肺主皮毛而司腠理，故汗出也。又曰："阴动则发热。"分明指左尺见动，为肾水不足；右尺见动，谓相火虚炎，故发热也。因是而知旧说言动脉只见于关上者，非也。且《素问》曰："妇人手少阴心脉动甚者，为妊子也。"然则手少阴明隶于左寸矣，而谓独见于关可乎？成无己曰："阴阳相搏而虚者动。故阳虚则阳动，阴虚则阴动。以关前为阳主汗出，关后为阴主发热。"岂不精妥。而庞安常强为之说云："关前三分为阳，关后二分为阴，正当关位半阴半阳，故动随虚见。"是亦泥动脉只见于关之说也。伪诀云："寻之似有，举之还无。"是弱脉而非动脉矣。又曰："不离其处，不往不来，三关沉沉。"含糊谬妄无一字与动脉合义矣。詹氏曰："如钩如毛。"则混于浮大之脉，尤堪捧腹。王宇泰曰："阳生阴降，二者交通，上下往来于尺寸之内，方且冲和安静，焉睹所谓动者哉！惟夫阳欲降而阴逆之，阴欲升而阳逆之，两者相搏，不得上下，击鼓之势，陇然高起，而动脉之形着矣。"此言不啻与动脉写照。

促　脉阳

体象　促为急促，数时一止；如趋而蹶，进则必死。

促之为义，于急促之中，时见一歇止，为阳盛之象也。黎氏曰："如蹶之趋，徐疾不常。"深得其义。叔和云："促脉 来去数，时一止，复来。"亦颇明快。

主病　促因火亢，亦因物停。左寸促者，心火炎炎。促在左关，血滞为殃。左尺得促，遗滑堪忧。右寸促者，肺鸣咯咯。促在右关，脾宫食滞。右尺得促，灼热为定。

按：人身之气血贯注于经脉之间者，刻刻流行，绵绵不息，凡一昼夜当五十营，不应数者，名曰狂生。其应于脉之至数者，如鼓应桴，罔或有忒也。脏气乖违，则稽留凝泣，阻其营运之机，因而歇止者，其止为轻；若真元衰惫，则阳弛阴涸，失其揆度之常，因而歇止者，其止为重。然促脉之故，得于脏气乖违者十之六七，得于真元衰惫者十之二三。或因气滞，或因血凝，或因痰停，或因食壅，或外因六气，或内因七情，皆能阻遏其营运之机，故虽当往来急数之时，忽见一止耳。如止数渐稀，则为病瘥；止数渐增，则为病剧。所见诸症，不出血凝气滞，更当与他脉相参耳。促脉随病呈形，伪诀但言"并居寸口"，已非促脉之义；且不言时止，犹为聩聩矣。

结　脉 阴

体象　结为凝结，缓时一止；徐行而怠，颇得其旨。

结而不散，迟滞中时见一止也。古人譬诸徐行而怠，偶羁一步，可为结脉传神。

主病 结属阴寒，亦由凝积。**左寸结者，心寒疼痛。结在左关，疝瘕必现。左尺得结，痿躄之疴。右寸结者，肺虚气寒。结在右关，痰滞食停。右尺得结，阴寒为楚。**

热则流行，寒则停凝，理势然也。夫阴寒之中，且夹凝结，喻如隆冬天气严肃，流水冰坚也。少火衰弱，中气虚寒，失其乾健之运，则血气痰食，互相纠缠，浮结者外有痛积，伏结者内有积聚。故知结而有力者，方为积聚；结而无力者，是真气衰弱，违其运化之常，唯一味温补为正治。越人云："结甚则积甚，结微则气微。"是知又当以止歇之多寡，而断病之重轻也。

按：营运之机缄不利，则脉应之而成结。仲景云："累累如循长竿，曰阴结。蔼蔼如车盖，曰阳结。"叔和云："如麻子动摇，旋引旋收，聚散不常为结。"则结之体状，有非浅人所领会也。夫是三者，虽同名为结，而义实有别。浮分得之为阳结，沉分得之为阴结。止数频多，三五不调，为不治之症。由斯测之，结之主症，未可以一端尽也。伪诀云："或来或去，聚而却还。"律以缓时一止之义，全无相涉。岂欲仿佛叔和旋引旋收之状，而词不达意乎？此着述之所以不可易易也。

代　脉阴

体象　代为禅代，止有常数；不能自还，良久复动。

代亦歇止之脉。但促、结之止，内有所碍，虽止而不全断，中有还意；代则止而不还，良久复止，如四时之禅代，不愆其期也。又促、结之止，止无常数；代脉之止，止有定期。

主病　代主脏衰，危恶之候。脾土败坏，吐利为咎。中寒不食，腹疼难救。

止有定期者，盖脾主信也。故《内经》以代脉一见，为脏气衰微，脾气脱绝之诊。

按：代脉之义，自各不同。如《素问·宣明五气篇》曰："脾脉代。"《灵枢·邪气脏腑病形》篇曰：

"黄者其脉代。"皆言脏气之常候，非谓代为止也。《素问·平人气象论》曰"长夏胃微软弱曰平，但代无胃曰死"者，盖言无胃气而死，亦非以代为止也。若脾王四季，而随时更代者，乃气候之代，即《宣明五气》等篇所云者是也。若脉平匀，而忽强忽弱者，乃形体之代，即《宣明五气》等篇所云者是也。脉无定候，更变不常，则均为之代，须因变察情。如云五十动而不一代者，是乃至数之代。大抵脉来一息五至，则肺、心、脾、肝、肾五脏之气皆足，故五十动而不一止，合大衍之数，谓之平脉。反此则止乃见焉。肾气不能至，则四十动一止；肝气不能至，则三十动一止；脾气不能至，则二十动一止；心气不能至，则十动一止；肺气不能至，则四五动一止。至当自远而近，以次而短，则由肾及肝，由肝及脾，由脾及心，由心及肺。故凡病将死者，必气促以喘，仅呼于胸中数寸之间。此时真阴绝于下，孤阳浮于上，气短已极，医者犹欲平之散之，未有不随扑而灭者。戴同父云："三部九候，候必满五十动。"出自《难经》。而伪诀《五脏歌》中，皆以四十五动准，乖于经旨。又云："四十一止一脏绝，却后四年多命没。"荒疵尤甚。夫人岂有一脏既绝，尚活四年。叔和亦曰："脉来四十动而一止者，一脏无气，却后四岁春草生而死。"未知《灵枢·根结》篇但言动止之数，以诊五脏无气之候，何尝凿言死期耶？滑伯仁曰："无病而羸瘦、脉代者，危候也。有病而气血乍损，只为病脉。"此伯仁为暴病者言也。若久病而得代脉，冀其回春，万不得一矣。

伤寒心悸，有中气虚者，停饮者，汗下后者。中气虚则阳陷，阳受气于胸中，阳气陷则不能上充于胸中，故悸。停饮者，饮水多而停于心下也。水停心下，水气上凌，心不自安，故悸。汗后则里虚矣，况汗乃心液，心液耗则心虚，心虚故悸。诸悸者，未必皆脉代；若脉代者，正指汗后之悸，以汗为心液，脉为心之合耳。女胎十月而产，腑脏各输真气资以培养。若至期当养之经虚实不调，则胎孕为之不安，甚则下血而堕矣。当三月之时，心包络养胎。《灵枢·经脉》篇云："心包主脉。"若分气及胎，脉必虚代。在《灵枢·五脏生成》篇曰："心合脉。"盖心与心包，虽分二经，原属一脏故耳。代脉主病，但标脾脏虚衰，而不及他症，故附列焉。

疾 脉_阳

体象 疾为疾急，数之至极；七至八至，脉流薄疾。

六至以上，脉有两称，或名曰疾，或名曰极。总是急速之形，数之甚者也。

主病 疾为阳极，阴气欲竭。脉号离经，虚魂将绝。渐进渐疾，旦夕殒灭。毋论寸尺，短期已决。

阴阳相等，脉至停均。若脉来过数而至于疾，有阳无阴，其何以生！是惟伤寒热极，方见此脉，非他疾所恒有也。若痨瘵虚惫之人，亦或见之，则阴髓下竭，阳光上亢，可与之决短期矣。阴阳易病者，脉常七八至，号为离经，是已登鬼录者也。至夫孕妇将产，亦得离经之脉，此又非以七八至得名。如昨浮今沉，昨大今小，昨迟今数，昨滑今涩，但离于平素经常之脉，即名为离经矣。心肺诸证，总之真阴消竭之兆。譬如繁弦急管，乐作将终；烈焰腾空，薪传欲尽。夫一息四至，则一昼一夜约一万三千五百息，通计之当五十周于身，而脉行八百一十丈，此人身经脉流行之常度也。若一息八至，则一日一夜周于一身者，当一百营，而脉遂行一千六百余丈矣，必至喘促声嘶，仅呼吸于胸中数寸之间，而不能达于根蒂，真阴极于下，孤阳亢于上，而气之短已极矣。夫人之生死由于气，气之聚散由乎血，凡残喘之尚延者，只凭此一线之气未绝耳。一息八至之候，则气已欲脱，而犹冀以草木生之，何怪其不相及也。

卷五　病证

小序

病有不尽凭于脉者，然凭脉以断者，十居其九，乃取其宜忌者而标示焉，使不音影之随形，以戒世之侥幸于万一，遗师其咎者也。

脉证总纲

脉之主病，有宜不宜；阴阳顺逆，吉凶可知。

有是病则有是脉，与病相宜则顺，不相宜则逆。逆之与顺，何从区别，是又在阴阳耳。如表病见表脉，里病见里脉，实病见实脉，虚病见虚脉，阳病见阳脉，阴病见阴脉之类，皆顺而相宜者也。反此则逆。逆顺一分，而病之吉凶从可推矣。

中风脉证

中风之脉，却喜浮迟；数大急疾，兼见难支。

中风之脉，各有所兼。盖新风挟旧邪，或外感，或内伤，其脉随之忽变。兼寒则脉浮紧，兼风则脉浮缓，兼热则脉浮数，兼痰则脉浮滑，兼气则脉沉涩，兼火则脉盛大，兼阳虚则脉微，亦大而空，兼阴虚则脉数，亦如细丝，阴阳俱虚则微数或微细。虚滑为头中痛，缓迟为营卫衰。大抵阳浮而数，阴濡而弱，浮滑沉滑，微虚散数，皆为中风。风性空虚，中之于表，虚浮迟缓，虽为正气不足，犹可补救。急大数疾，邪不受制，必死无疑。可见大数而犹未至急疾者，尚不可谓其必死也。

外感病脉证

伤寒热病，脉喜浮洪；沉微涩小，证反必凶。汗后脉静，身凉则安；汗后脉躁，热甚必难。阳证

见阴，命必危殆；阴证见阳，虽困无害。

《素问·热论》曰："今夫热病者，皆伤寒之类也。"又曰："人之伤于寒也，则为病热，热虽甚不死。"观此则知伤寒虽是阴寒之邪袭人，正气与之抗拒，郁蒸成热，亦理势之必然者。抗拒在表故脉浮，郁蒸成热故脉洪。热病得此阳脉，知正气不陷缩而能鼓发，胜邪必矣，故喜焉。若沉微涩小，是皆阴类，证阳脉阴，表病见里，证与脉反，邪盛正衰，凶之兆也。至若汗后邪解正复，此时脉躁盛者亦应宁静，身体自然凉和。设脉仍躁而热加甚，是正气已衰，邪气更进，必难乎其为生矣。即《素问·评热论》所谓"有病温者，汗出辄复热，而脉躁疾不为汗衰，狂言，不能食，病名阴阳交"者。阳证见阴者，见阴脉也，即上文所云热病而得沉微涩小之类，言证与脉反，故亦危殆。阴证见阳者，见阳脉也，亦似与证相反，惟伤寒则不然。伤寒自表入里，从阳之阴，刻刻侵搏，层层渐入。今阴病得阳脉，是转寒凛而变温和，起深沉而出浮浅，死阴忽作生阳，病虽困笃，自当无害。故仲景云："阴病见阳脉者生，阳病见阴脉者死。"

伤暑脉虚，弦细芤迟，若兼滑实，别证当知。

经曰："脉虚身热，得之伤暑。"《甲乙经》曰："热伤气而不伤形，所以脉虚者是也。"若《难经·四十九难》曰："其脉浮大而散。"殊有未然。夫脉大而散，乃心之本脉，非病脉也。故仲景不言，但补其偏曰："弦细芤迟。"芤即虚豁也。弦、细、迟即热伤气之应也。统而言之曰虚，分而言之曰弦、细、芤、迟，其不以浮大之脉混入虚脉之中，称为病暑之脉，虑何周耶。若面垢身热，伤暑之证已见，而脉反滑实，将兼痰与食矣。

内伤杂病脉证

劳倦内伤，脾脉虚弱；汗出脉躁，死证可察。

动而生阳，身固不宜太逸。东垣论升阳益胃汤方后云："小役形体，使胃气与药得以转运升发。"此即动而生阳之义也。若烦扰而过于劳，则肢体转旋，四肢举动，阳气张乱，无往非脾气之伤，故脾脉虚弱为顺也。如汗出而脉反躁疾，则为逆矣，安得不死。

疟脉自弦，弦数者热，弦迟者寒，代散者绝。

《素问·疟论》曰："夫痎疟皆生于风。"故疟因风暑之邪，客于风木之府，木来乘土，脾失转输，不能运水谷之精微，遂多停痰留饮。弦应风木，又主痰饮，无痰不成疟，故曰"疟脉自弦"。数热、迟寒，自然之理。独见代散之脉，则正气虚脱，不续不敛之象，邪盛正衰，定主凶折。

泄泻下痢，沉小滑弱；实大浮洪，发热则恶。

泄痢见于下部，无论因之内外，总属伤阴耗里之虚证，沉小滑弱，乃为相宜。若实大浮洪则恶矣。实大与虚反，浮洪与里反，邪盛正衰，不言可喻。再加发热，则阴气弥伤，而里气弥耗，不至躁亡不已。

呕吐反胃，浮滑者昌；弦数紧涩，结肠者亡。

呕吐反胃，上焦之病也。浮为虚，滑为痰，是其正象，可以受补，故曰昌也。脉弦者，虚也。木来乘土，胃气无余，土将夺矣。数则为热，热当消谷，而反吐谷，乃知数为虚数，虚则不运，数则气

促，呕吐不止，胃将渐败。《金匮要略》云："阳气
微，膈气虚，脉乃数。"紧则为寒，无阳以运，故上
出而呕吐。涩脉枯涩，吐亡津液之所致。水谷之海
枯，遂致粪如羊尿，必死不治。

霍乱之候，脉代勿讶；厥逆迟微，是则可嗟。

霍乱之证，挥霍撩乱，不能自持，因一时清浊
混乱，卒吐暴下，临时不能接续，非死脉也。厥逆
而舌卷囊缩，脉至迟微，阳衰阴盛，真元渐绝之象。
暴脱者能渐生，而渐绝者又何能暴起哉！

嗽脉多浮，浮濡易治；沉伏而紧，死期将至。

嗽乃肺疾，脉浮为宜。兼见濡者，病将退也。
沉则邪已入里，紧则寒邪不散，均主病危。

喘息抬肩，浮滑是顺；沉涩肢寒，皆为逆证。

喘证无非风与痰耳。浮为阳，为表，为风；滑
为阳中之阴，而为痰，为食。若能散其邪，则机关
可利；推其物，则否塞可通；故曰顺。脉沉为阴，
为里，为下部；涩为阴，为虚，乃元气不能接续，
岂能充四肢乎？是以喘息抬肩，而四肢又寒也。若
更见散脉，则元真将随喘而散，死亡必矣，故曰逆。

火热之证，洪数为宜；微弱无神，根本脱离。

病热而有火证，火则脉应洪数。若得沉微之阴脉，是无火矣。无火而仍病热则知为无根之阳，虚见热象也。故主危殆。

骨蒸发热，脉数为虚；热而涩小，必殒其躯。

骨蒸者，肾水不足，壮火僭上，虚、数二脉，是其本。然蒸热而见涩小之脉，涩则精血少，小则元气衰，真阴日损，邪火日增，所谓发热脉静，不可救药耳。

劳极诸虚，浮软微弱；土败双弦，火炎则数。

劳极损伤，气血日耗，形体渐衰，所见之脉，随病呈象，如空虚之浮，不鼓之软，欲绝之微，无力之弱，虽云病脉，然与病犹相宜也。至若双弦乃知土败，急数定为火炎。盖弦为肝木，双弦则木太盛，久病之土，何堪其侮，故知其必败也。数已为热，急数则躁疾直强，略无半点和柔，邪火炎炎，真阴自绝，六至以上，便不可治。

失血诸证，脉必现芤；缓小可喜，数大堪忧。

芤有中空之象，失血者宜尔也。缓小脉顺为可喜。脉数而大，邪盛正衰，为火烁真阴，诚为可忧。

蓄血在中，牢大却宜；沉涩而微，速愈者希。

血蓄于内，瘀凝不行，瘀凝则脉大，不行则脉牢，亦因病呈象也。逐之使去，巢穴一空，而致新不难矣。设脉沉小涩微，是病有余而脉反不足，病有物而脉若无物，既不能自行其血，又难施峻猛之剂，安望其速愈耶？

三消之脉，浮大者生，细微短涩，形脱堪惊。

三消皆燥热太过，惟见浮大之脉为吉耳。若脉细小浮涩，则气血之虚衰枯槁，不言可知。再加身体瘦悴，是谓形脱，即戴人所云"燔木则为炭，燔金则为液，燔石则为灰，煎海水则为盐，鼎水形气两败"，岂直可惊已哉！

小便淋闭，鼻色必黄；数大可疗，涩小知亡。

热乘津液，则水道不利。水道不利而有热，必郁蒸而外发黄色，见于鼻者，以鼻为肺窍耳。数大为火象，火证见之，又何妨乎？若逢涩小，为精血败坏，死亡将亟矣。

癫乃重阴，狂乃重阳；浮洪吉象，沉急凶殃。

癫狂既分阴阳，而脉皆取浮洪者，盖浮洪者属阳，在阳狂者得之，固与证相宜；即阴癫者得之，亦将从阴转阳，自里达表之象，故均为吉兆。若沉而急，沉则入阴迫里，急则强急不柔，是无胃气之脉也。不论狂癫，凶殃立至。

痫宜虚缓；沉小急实，或但弦急，必死不失。

痫本虚痰，脉来虚缓，自应然也。若沉小急实，或虚而弦急者，肝之真脏脉见矣，安望其生耶？

疝属肝病，脉必弦急。牢急者生，弱急者死。

疝为肝病，弦急，肝脉之常也。况弦敛急直，气不鼓畅者，咸主痛胀，疝则未有不痛不胀者，故弦急而牢，见积聚之有根，亦见原本之壮实。疝系阴寒之咎，牢主里寒之脉，最为相合。若急则邪盛，弱则正衰，必有性命之忧矣。

胀满之脉，浮大洪实；细而沉微，岐黄无术。

胀满属有余之证，宜见有余之脉，浮大洪实是也。沉细而微，知元气已衰，证实脉虚，无复他望矣。

心腹之痛，其类有九；细迟速愈，浮大延久。

心腹痛而脉见细迟，是气减舒徐，厥邪欲退，理应从吉。设或浮大，重则邪气方张，里证而得表脉，大非所宜；轻亦为中虚之证，不能收捷得之效也。

头痛多弦，浮紧易治；如呈短涩，虽救何及。

弦为阴脉，乃阳虚不能张大，或致外邪所乘。况头乃诸阳之府，而为邪束于外，使阳气遏郁，故脉多近弦。或浮或紧，不出风寒，初起者散之则愈。若短则阳脱于上，涩则阴衰于下，至于手足厥寒至节者，与真心痛无异，必死不治。

腰痛沉弦，浮紧滑实；何者难疗，兼大者失。

足三阴从足入腹，脉来沉弦者，沉为在里，弦为主痛。然何以又兼浮象乎？乃沉弦者，中有泛泛欲上之势，因风厥阴所谓腰中如张弓弦者是也。故状其风邪虚浮之性，非言在表之浮也。紧则兼寒，滑为痰聚，实因闪挫，本乎外因，虽困无害。如房室过度，烦劳不节，以致精力耗竭，腰膂空虚。夫腰者，肾之府，力出于膂，而腰者膂所系，其为痛也，转侧呻吟，屈申不得，膝酸胫冷，腰寒面黑，行则伛偻，不能久立，此肾脏虚衰之极，无可收敛，反见空松，故按之豁然而大，自不作靖，咎将谁执。壮盛者犹可挽回，中年已后，最为难治。

脚气有四，迟数浮濡；脉空痛甚，何可久持。

脚气发于三阳者轻，发于三阴者重。以三阴属脏，经络居里，若非脏气大虚，邪不易及。陈无择谓风寒暑湿四邪，皆能成病。则迟数浮濡，犹与证合。痛则日盛而脉乃空虚，邪盛正衰，比之伤寒身凉脉躁，势则相反，而咸非吉兆，总以病脉背驰耳。

五脏为积，六腑为聚；实强可生，沉细难愈。

积也，聚也，皆实证也。实脉强盛，邪正相搏，一以征元本之壮实，从腑从阳，故曰可生。其脉沉细者，阴脉也，一以征邪气之深入，故曰难愈。

中恶腹胀，紧细乃生；浮大维何，邪气已深。

人之正气，自内达表，自胸腹而达四肢者，其常也。卒中外邪，则正气不能达外，而反退缩于中，则气机敛实，而紧细之脉象见矣，腹安得不胀？药力一助，正气必张，邪气必散，紧者仍舒，细者仍充，而本来之面目可还也，故知其生。若脉浮大，则正先散越，散越于外则里更虚，里更虚则邪必深入，而欲为之治，不亦难乎？

鬼祟之脉，左右不齐；乍大乍小，乍数乍迟。

鬼祟犯人，左右二手脉象不一，忽大忽小，忽数忽迟，无一定之形也。

五疸实热，脉必洪数；过极而亢，渴者为恶。

五疸实热，湿与热郁，外不得通，内不得泄，畜蒸成黄，故曰实热。脉来固应洪数，然洪数太过，则必发渴。黄为表蒸，渴为里热，表里亢热，阴何以堪？况疸为湿郁，而汗溺不通，渴则更加之饮，愈增其病矣。

水病之状，理必兼沉；浮大出厄，虚小可惊。

水病有阴有阳，诸种不一，而沉则在在皆兼，即气水、风水之在表而脉应浮者，亦必有沉沉欲下之势。盖沉下者，水之性也。此则专以状言。如指浮者，则以位言耳。水脉浮大，知水气渐散，灾厄将出之象。若脉虚小，则正衰邪存，诚可惊也。

外科脉证

痈疽之脉，浮数为阳，迟则属阴，药宜酌量。
痈疽未溃，洪大为祥；若其已溃，仍旧则殃。

其脉浮数者，以血泣而气复从之，邪与正郁，郁则化热，故数也。在表、在阳，故浮也。正为邪搏，则宣畅外卫之力薄，故复恶寒。据脉证似与伤寒表证无异，但伤寒虽有痛，或在头，或在身体，或在骨节，未有痛止于一处者。今痛止一处而脉数，此处必化热为脓，正痈疽所发之处也。即《伤寒论·辨脉法》所谓"诸脉浮数，当发热而洒淅恶寒，若有痛处，饮食如常者，蓄积有脓"是也。如此者，乃为阳毒。若脉不数，身不热，所患之处不疼，是邪客阴分，不能鼓发，多致内陷；然必兼有烦懊呕逆、胸膈不安等证，否则不热不疼，脉又不数，是一不病人也，何得谓之阴疮而反重于阳证耶？方痈疽之未溃也，无论成脓与否，热邪郁蓄，外不疏通，脉之鼓涌洪大，是其宜也。至于已溃，则热泄邪解，而洪大之脉宜衰矣。溃而不衰，一派热邪，正从何复？诚为大可惧者与。《素问·评热病论》所谓"病温者，汗出辄复热，而脉躁疾，不为汗衰，病名阴阳交"，尽而阳飞越，虽治无益。

肺痈已成，寸数而实；肺痿之形，数而无力。肺痈色白，脉宜短涩；浮大相逢，气损血失。肠痈实热，滑数可必；沉细无根，其死可测。

肺痈而寸口数实，知脓已成矣。肺叶焦痿，火乘金也，是以数而无力。肺痈几作，则肺气虚损，白者西方本色，所谓一脏虚则一脏之本色见也，短涩者，秋金之素体；若逢浮大，是谓火来乘金，克我者为贼邪，血气败坏之证也。肠痈实也，沉细虚也，证实脉虚，死期将至矣。

喉痹之脉，迟数为常；缠喉走马，微伏则难。

十二经脉与经别多过于此，即不然亦在其前后左右，其脉多数，数则为热故耳。间迟脉者，乃是外邪袭经，经气不利，郁滞于所过之处，故亦为痹。脉来或迟，亦与病合。若肿痛麻痒之缠喉风，须臾闭绝之走马痹，二者俱火中挟风，凶暴急烈，脉应浮大洪数，而反见微伏，是正衰邪盛，补泻罔从，不亦难乎？

中毒之候，尺寸数紧；细微必危，旦夕将殒。

数紧者，因毒气盘郁而搏击也。一见细微，知其正气已虚，毒邪深入，其能久乎？

金疮出血，脉多虚细，急实大数，垂亡休治。

受创血去已多，脉空自宜沉细，而反见急数，阴欲尽矣，治之何用？

女科脉证

妇人之脉，以血为本；血旺易胎，气旺难孕。少阴动甚，谓之有子；尺脉滑利，妊娠可喜。滑疾不散，胎必三月；但疾不散，五月可别。左疾为男，右疾为女；女腹如箕，男腹如釜。

此言女人胎前之脉也。女为阴，阴主血，故女人以血为本，本足而成胎亦易；气旺则血反衰，是为本不足，未有理失常而能孕者也。少阴动甚者，心手少阴之脉动甚也。心主血，动甚则血旺，血旺易胎，故云有子，即《素问·平人气象论》所谓"妇人手少阴脉动甚者，妊子也"。心脏主血，故胎结，而动甚乃往来流利之义，非厥厥如豆之动也。尺脉者，左右肾脉也，肾为天一之水，主子宫以系胞，孕胎之根蒂也，滑利则不枯涩，而且有替替含物之象，故喜其妊娠，即《素问·阴阳别论》所谓"阴搏阳别，谓之有子"。盖寸为阳，尺为阴，言尺阴之脉搏指而动，与寸阳之脉迥然分别也。即此滑利之脉，应指滑而不散，滑为血液疾，而不散乃血液敛结之象，是为有胎三月矣。若但疾而不散，是从虚渐实，从柔渐刚，血液坚凝，转为形体，故不滑耳，此妊娠五月之脉。

其疾左胜于右，是为男孕，以男属阳居左，胎气钟于阳，故左胜。右胜于左，是为女孕，以女属阴居右，胎气钟于阴，故右胜。胜者，甚不甚之谓，非左疾右不疾也。更视其腹如箕者为女胎，如釜者为男胎。盖男女之孕于胞中，女则面母腹，男则面母背，虽各肖父母之形，亦阴阳相抱之理。女面腹则足膝抵腹，下大上小故如箕；男面背则背脊抵腹，其形正圆故如釜。

按：男女之别，叔和《脉经》曰："左疾为男，右疾为女。"又曰："左手沉实为男，右手浮大为女。"又曰："尺脉左偏大为男，右偏大为女。"又曰："得太阴脉为男，得太阳脉为女。太阴脉沉，太阳脉浮。"自后凡言妊脉者，总不出此。及滑伯仁则曰："左手尺脉洪大为男，右手沉实为女。"近代徐东皋则曰："男女之别，须审阴阳。右脉盛，阴状多，俱主弄瓦；左尺盛，阳状多，俱主弄璋。"备察诸义，固已详尽。然多彼此矛盾，难为凭据。若其不易之理，则在阴阳二字。以左右分阴阳，则左为阳，右为阴。以脉体分阴阳，则鼓搏沉实为阳，虚浮沉涩为女。诸阳实者为男，诸阴虚者为女，乃为一定之论。更当察孕妇之强弱老少，及平日之偏左偏右，尺寸之素强素弱，斯足以尽其法耳。叔和云："遣妊娠南面行，还复呼之，左回首者是男，右回首者是女。"又云："看上圊时，夫从后急呼之，左回首者是男，右回首者是女。"娄全善云：盖男受胎在左，则左重，故回首时慎护重处而就左也，女胎在右则右重，故回首时慎护重处而就右也，推之于脉，其义亦然。亦犹经云："阴搏阳别，谓之有子。"言受胎处，脐腹之下，则血气护胎而盛于下，故阴之尺脉鼓搏有力，而于阳之寸脉殊别也。丹溪以左大顺男，右大顺女，为医人之左右手，以此诊男女之病，原不诊产妇，须知之。

欲产之脉，散而离经。新产之脉，小缓为应；实大弦牢，其凶可明。

此言产中之脉也，其脉与十月怀妊平常见者忽异。假如平日之脉原浮，临产则脉忽沉；平日之脉迟，临产则脉忽数；至如大小滑涩，临产皆忽然而异。盖十月胎气安定，一旦欲落，气血动荡，胞胎迸裂，自与经常离异，而脉亦非平昔之状貌矣。及其已产也，气血两虚，其脉宜缓滑。缓则舒徐，不因气夺而急促；滑则流利，不因血去而涩估，均吉兆也。若脉实大弦牢，非产后气血俱虚者所宜，实为邪实，大为邪进，弦为阴敛而宣布不能，牢为坚着而瘀凝不解，是皆相逆之脉。设外有证，又岂能顺乎？

儿科脉证

小儿之脉，全凭虎口；风气命关，三者细剖。

虎口者，食指内侧连大指作虎口形，故曰虎口。此处肌皮嫩薄，文色显明。即肺手太阴经脉之尽处，诸脉大位之地也，虽无五部之分，而有三关之别，指初节曰风关，二节曰气关，三节曰命关，男左女右侧看之。文色见风关者轻，再进则上气关为重，再进则直透命关为最重，甚则主死。由风邪而干正气，正气不能胜而迫及于命，渐进渐深之象也。

其色维何？色赤为热，在脉则数；色白为寒，在脉则迟；色黄为积，在脉则缓；色青黑痛，在脉沉弦。

三岁以下小儿，纯阳之体，形质小，脉之周行骏而应指疾。故若大法则以七至为平，其太过为数为热，不及为迟为寒，此其大较矣。然而脉至七八，来往速而数息难，恐医者一时不能得病之情状。在五脏之列于面，各有定部，如左腮属肝，右腮属肺，额上属心，鼻属脾，颏属肾是已。诸邪之见于三关，亦各有定色，如上所列。识本知源，错综体认，存乎其人耳。

紫热伤寒，青则惊风，白为疳病，黄乃脾困，黑多赤痢，有紫相兼，口必加渴。虎口纹乱，气不调和，红黄隐隐，乃为常候，无病之色，最为可喜。至夫变态，由乎病甚，因而加变，黄盛作红，红盛作紫，紫盛作青，青盛作黑，黑而不杂，药又何及！

此以色合病也。

三岁以上，便可凭脉。独以一指，按其三部；六至七至，乃为常则。增则为热，减则为寒。脉来浮数，乳痫风热。虚濡惊风，紧实风痫。弦紧腹痛，弦急气逆。牢实便秘，沉细为冷。乍大乍小，知为祟脉。或沉或滑，皆由宿食。脉乱身热，汗出不食，食已即吐，必为变蒸。浮则为风，伏结物聚，单细疳劳。气促脉代，散乱无伦，此所最忌，百难必一。

三岁以上，便可切脉断证。但小儿正属纯阳，阳盛必数，故以六七至为常也。小儿三部狭小，故以一指诊之。

所有死证，虽治无成；眼上赤脉，下贯瞳神。

赤脉属心，瞳神属肾，乃心火胜肾水，水干则不生木，致肾肝皆绝也。

囟门肿起，兼及作坑。

颅囟者，精神之门户，关窍之橐籥，气实则合，气虚则开。诸阳会于首，外生风邪而乘诸阳，所以肿起。风气乘于阳，阳极则散，散则绝，所以陷者死。

鼻干黑燥。

鼻者肺之窍，肺金燥则不能生肾水，故鼻干黑燥则死。

肚大青筋。

土被木克，以致脾虚而欲绝，故腹胀现青筋者死。

目多直视，睛不转睛。

戴眼者，精不转而返视，此是太阳已绝。

指甲青黑。

肝之合筋也，其荣爪也。爪甲乃肝之华，肝绝而不能荣，故色黑。

忽作鸦声。

人之言语出于肺，肺属金，扣之则响。肺金既绝，故欲语而不成声，但如鸦鸟之哑哑而已。

虚舌出口。

舌者，心之苗。心气已绝，故舌纵而不收。

啮齿咬人。

齿者，骨之余也。肾藏精而主骨。肾气已绝，齿多咬啮。心为阳，肾为阴，阴阳相离，安得不死。

鱼口气急，啼不作声。

鱼口，张而不合也，是谓脾绝。气急作喘，哭而无声，是谓肺绝。

蛔虫既出，必是死形。

蛔虫生于胃，藉谷食以养。胃绝而谷食不食，虫乃出也。

按：《素问·通评虚实论》："帝曰：乳子而病热，脉悬小者，何如？岐伯曰："手足温则生，寒则死。"（此统言小儿之内外证也。病热脉悬小者，阳证阴脉，本为大禁。但小而缓者，阳之微也，其愈则易；小而急者，邪之甚也，为可虑耳。脉虽小而手足温者，以四肢为诸阳之本，阳犹在也，故生。若四肢寒冷，则邪胜其正，元阳去矣，故死。）帝曰："乳子中风热，喘鸣肩息者，脉何如？"岐伯曰："喘鸣肩息者，脉实大也。缓则生，急则死。"（此言小儿之外感也。风热中于阳分，为喘鸣肩息者，脉当实大。但大而缓，则胃气存，邪渐退，故生；实而急，则真脏见，病日进，故死。）

经文二节之义，可见古人之诊小儿者，未尝不重在脉，即虽初脱胞胎，亦自有脉可辨。何后世幼科，如《水镜诀》及《全幼心鉴》等书，别有察三关之说。及遍考《内经》并无其名，惟《灵枢·经脉篇》有察手鱼之色者，若乎近之，乃概言诊法，非独为小儿也。然则三关之说，特后世之别名耳。夫三关又为手阳明之浮络，原不足以候脏腑之气；且凡在小儿，无论病与不病，此脉皆紫白而兼乎青红，虽时有浓淡之异，而四色常不相离，何以辨其紫为风、红为寒、青为惊、白为疳，又何以辨其为雷惊、人惊、水惊、兽惊之的确乎？此说自正。但余见富贵之家，儿女娇弱，一见医者，动辄喊哭，若将握手诊视，势必推阻百端，宛转悲啼，汗流浃背。父母姑息，惟恐因哭受伤，不觉从旁蹙额。况因近来止看虎口一法，相沿成俗，则病家反以诊脉为迂。总之幼科大者，曰痘、曰疹，杂证曰吐、泻、惊、疳之类，其发也，莫不先有昭然之形证可据，不须布指切脉，而用药未致悬殊，则虎口一说，原可借用，正不以古今为限也。因备录虎口之说，以通诊法旁门云耳。

脉证取舍

脉之指趣，吉凶先定；更有圆机，活泼自审，从证舍脉，从脉舍证；两者尽然，药无不应。

脉之合证，是其常也。又有不当热者，更不可不知，于伤寒尤为吃紧。如脉浮为表，治宜汗之，是其常也，而亦有宜下者焉。仲景云："若脉浮大，心下硬，有热，属脏者，攻之，不令发汗"是也。

脉沉为里，治宜下之，是其常也，而亦有宜汗者焉。"少阴病，始得之，反发热而脉沉者，麻黄附子细辛汤微汗之"是也。脉促为阳，当用葛根芩连清之矣。若脉促厥冷为虚脱，非灸非温不可，此又非促为阳盛之脉也。脉迟为寒，当用干姜附子温之矣。若阳明脉迟，不恶寒，身体濈濈汗出，则用大承气。此又非迟为阴寒之脉矣。四者皆从证不从脉也。世有切脉而不问证，其失可胜言哉！表证汗之，此其常也。仲景曰："病发热头痛，脉反沉，身体疼痛，当救其里，用四逆汤。"此从脉之沉也。里证下之，此其常也。"日晡发热者，属阳明，脉浮虚者，发汗，用桂枝汤。"此从脉之浮也。结胸证具，当以大小陷胸下之矣。"脉浮大者，不可下，下之则死。"是宜从脉而治其表也。身疼痛者，当以桂枝、麻黄解之矣。然"尺中迟者，不可汗，以营血不足故也。"是宜从脉而调其营矣。此皆从脉不从证也。世有问证而忽脉者，得非仲景之罪人乎？

卷六 奇经真脏脉

小序

　　奇经为十二经之总持。故云："医不知此，罔探病机"，诚重之也，诚难之也。兹编洞若观火，学者能精求之，进乎技矣。倘曰："吾问病而发药，称良工焉，毋暇论脉，又何有于奇经？"则非予所知者。予知有其道而已。

奇经

　　别有奇经，常脉之外；无与配偶，所当细察。

　　奇经者，在十二经脉之外，无脏腑与之配偶，故曰奇。夫脏腑之脉，寸关尺有定位，浮中沉有定体，弦钩毛石有定形。此则另为一脉，形状固异，而隧道亦殊，病证不同，而诊治自别。

奇经之数，共得其八。阴维、阳维、阴跷、阳跷、冲、任、督、带，诸脉所决。

时珍云："人身二十七气，相随上下，如泉之流，不得休息，终而复始，其流溢之气，入于奇经，转相灌溉；而奇经八脉，阴维也，阳维也，阴跷也，阳跷也，冲也，任也，督也，带也，不拘制于十二经。正经之脉隆盛，则溢于奇经，故秦越人比之天雨降下，沟渠溢满，霶沛妄行，流于河泽。医而知乎八脉，则十二经、十五络之大旨得矣。仙而知乎八脉，则虎龙升降、玄牝幽微之窍妙得矣。阴维起于诸阴之交，由内踝而上行于营分；阳维起于诸阳之会，由外踝而上行于卫分，所以为一身之纲维也。阴跷起于跟中，循内踝上行于身之左右；阳跷起于跟中，循外踝上行于身之左右，所以使机关之跷捷也。冲脉起于会阴，夹脐而行，直冲于上，为诸脉之冲要，故曰十二经脉之海。任脉起于会阴，循腹而行于身之前，为阴脉之承任，故曰阴脉之海。督脉起于会阴，循背而行于身之后，为阳脉之总督。带脉则横围于腰，状如束带，所以总约诸脉。是故阳维主一身之表，阴维主一身之里，以乾坤言也；阳跷主一身左右之阳，阴跷主一身左右之阴，以东西言也；督主身后之阳，任、冲主身前之阴，以南北言也；带脉横束诸脉，以六合言也。"

尺外斜上，至寸阴维。尺内斜上，至寸阳维。胸胁刺痛，寒热眩仆。

从右手手少阳三焦斜至寸上手厥阴心包络之位，是阴维脉也；从左手足少阴肾经斜至寸上手太阳小肠之位，是阳维脉也。斜上者，不由正位而上，斜向大指，名为尺外，斜向小指，名为尺内。阴维为病，心痛、胸腹刺筑者，以阴维维络一身之阴，阴主荣、主里，不能维阴，则阴无约束，而荣气因之不和，故在里则心痛；又荣主血，血合心，故心痛也。其脉气所发，阴维之郄，名曰筑宾（足少阴，内踝上），与足太阴会于腹哀（足太阴，乳下），又与足太阴会于府舍（足太阴，少腹下）、期门（足厥阴，乳下），与任脉会于天突（任脉，喉下）、廉泉。观此，则知本脉之维于胸腹诸阴，无一不到。其脉不荣，则不能维。在胸胁失所维，则动筑而刺痛矣。

阳维络一身之阳，阳主卫、主气、主表，病则不能维阳，是阳无护持，而卫气亦因之不固，故在表则生寒热。其脉气所发，别于金门（在足太阳外踝下），以阳交为郄（足少阳，外踝上），与手足太阳及跷脉会于臑俞（手太阳，肩后），与手足少阳会于阳白（足少阳，眉上），上于本神及临泣（俱在足少阳，眉上），上至正营（足少阳，目窗上）及脑空（足少阳，枕骨下），下至风池（足少阳，颞颥后），与督脉会于风府（督脉，风后发际）、哑门（督脉，风府后）。观此，则知本脉之维于头目、手足、颈项、肩背诸阳，无一不到。其脉不荣，则不能维。在头目无维则眩，在颈项肩背无维则僵，在手足无维则仆矣。

尺左右弹，阴跷可别，阳缓阴急。寸左右弹，阳跷可决，阴缓阳急。二跷同源，病亦互见。癫痫瘛疭，寒热恍惚。

《难经·二十八难》曰："阳跷脉起于跟中，阴跷亦起于跟中，而又同终于目。"《灵枢·脉度》曰："跷脉者，少阴之别，起于然骨之下，上内踝之上，直上循阴股，入阴，上循胸里，入缺盆，上出人迎之前，入頄，属目内眦，合于太阳、阳跷而上行。气并相还，则为濡目（濡润荣养于目）。"又曰："男子数其阳，女子数其阴。当数者为经，不当数者为络。"观此，则知二跷之脉，虽以男女分阴阳，而实则迭为经络，是一本也，故其为病，亦不似他经逐经分属。本文以癫痫、瘈疭、寒热、恍惚，总系二经之下，以二经均可病此。证虽云四，而病机可分为八，阴阳缓急之义，自是显然。

夫人之身，背为阳，腹为阴；开为阳，阖为阴；外为阳，内为阴；热为阳，寒为阴。癫则目闭俯首，阳缓而阴急也；痫则目直僵仆，阴缓而阳急也。筋脉掣向里拘，阳缓而阴急也；筋脉纵从外弛，阴缓而阳急也。寒则气收敛，从里从阴，阳缓而阴急也；热则气散漫，从表从阳，阴缓而阳急也。《灵枢·谬刺论》曰："邪客于足阳跷之脉，令人目痛，从内眦始。"且合太阳上行而并濡于目，病属目而从外，阳跷之病，阴缓而阳急也。惚者，胸中怔惚，若有所失。《灵枢·脉度》曰："跷脉者，少阴之别，起于然骨之后，循阴股，入阴，上循胸里，入缺盆。"

《二十八难》曰："阴跷脉者，亦起于跟中，循内踝上行，至咽喉，交贯冲脉。"病属胸腹而从内，阴跷之病，阳缓而阴急也。二脉一为经，一为络，病在经则经急络缓，病在络则经缓络急。总之皆可言经，皆可言络，但以男女分阴阳之所属，缓急证病邪之所在，则得其义矣。

直上直下，尺寸俱牢，中央坚实，冲脉昭昭。胸中有寒，逆气里急，疝气攻心，支满溺失。

冲脉起于胞中，后行于背，前行于腹，上行于头，下行于足，以至溪谷肌肉，无处不到，诚十二经内外上下之要冲也，为经络之海，亦名血海。其浮而外者，亦循腹上行，会于咽喉，别而络唇口，强半与任脉同。《素问·骨空论》曰："冲脉者，起于气冲，并足少阴之经，夹脐上行，至胸中而散。"《难经·二十八难》则曰："起于气冲，并足阳明之经，夹脐上行，至胸中而散。"《痿论》亦曰："冲脉者，经脉之海，主渗灌溪谷，与阳明合于宗筋。"二论所并，虽有少阴、阳明之不同，要知自脐至胸，与阳明则并于前，与少阴则并于后也，故与阳明皆得称五脏六腑之海。脉来直上直下，弦长相似，尺寸俱牢，亦兼弦长。气不顺，血不和，则胸腹之气循经壅逆而里急矣。疝气攻心，正逆急也。支满者，胀也。溺失者，冲脉之邪干肾也。

　　按：督、任、冲三脉，直行上下，发源最中，故见于脉亦皆直上直下也。直上直下者，即三部俱长透之义。若直上下而浮，则气张扬，阳象也，故属督。若直上下而紧，则势敛束，阴象也，故属任。若直上下而牢，则体坚实，有余之象也，故属冲。

　　寸口丸丸，紧细实长；男疝女瘕，任脉可详。

　　任脉总诸阴之位，其脉起于胞中，循腹里，为经络之海。其浮而外者，循腹里上行于咽喉，别而络唇口。《难经》亦云："起于中极之下，以上毛际，循腹里，上关元，至咽喉。"盖七疝之发，多起于前阴少腹之间，任脉所经之地，即或属他经，未有不以任脉为原者。瘕乃女子之病，发亦在任脉界分。此云寸口者，统寸关尺三部言也。丸丸，动貌。紧细实长，寒邪盛而实也。男疝女瘕，则苦少腹绕脐下引阴中切痛等证。

直上直下，尺寸俱浮，中央浮起，督脉可求。腰背僵痛，风痫为忧。

洁古云："督者，都也，为阳脉之都纲。其脉起于少腹以下骨中央，女子入系庭孔之端，络阴器，绕篡，绕臀，至少阴。其男子循茎下至篡，与女子等。其少腹直上者，贯脐中央，上贯心，入喉，上颐环唇，上系两目之下中央。其脉之别，名曰长强，夹脊上项，散上头，下当肩脊，抵腰中，入循膂，络肾。自目内眦上额，下循膂，络肾，皆合太阳而并行者也。与太阳、少阴合入股内，贯脊，属肾。与太阳起目内眦，上额交巅上，入络脑，还出别下项，循肩膊内，夹脊左右，别走太阳，入贯臀。"《二十八难》亦曰："督脉者，起于下极之俞，并于脊里，之上至风府，入属于脑。"由是观之，则督亦与太阳合行者十九，故邪客则脊强，以其贯脊也。督与太阳皆主表，而督为诸阳之总，太阳为诸阳之长，又曰巨阳。风邪从类伤阳，表必先受，故留则为癫痫疾也。癫痫时发时止，或筋脉牵引，或项背反张，虽云风伤督脉，亦太阳主筋故耳。脉来直上直下则弦长矣。尺寸俱浮，中央亦浮，则六部皆浮，又兼弦长，故其见证皆属风家。大抵冲脉主里，督脉主表也。

带脉周回，关左右弹，带下脐痛，精失不安。

带脉起于季胁，回身如带，在人腰间，故应于关。脏腑十二经络，皆过于此。或湿热下流，或风入胞宫，带脉不任，与邪俱陷，则赤白之证见。《素问·痿论》曰："带脉起于季胁章门，前则当脐上。"故或为脐痛。《灵枢·经别篇》曰："肾足少阴当十四椎出属带脉。"盖肾主藏精，带固腰脊，虚则一不能藏，一不能固，而精有自失者矣。

喻嘉言曰："人身有经脉络脉，直行曰经，旁支曰络。络者，兜络之义，即十二经之外城也。经凡十二，手之三阴三阳、足之三阴三阳是也。络乃有十五者，因十二经各有一别络，《难经》以阳跷、阴跷及脾之大络足成之。后世遂为定名，反遗《内经》，'胃之大络，名曰虚里，贯膈络肺'，吃紧一段。人知之而不敢翻越人之案，遂曰宜增为十六络，是十二经有四大络矣。尝谓《难经》以二跷为络之名原误，当是胃之一大络，脾之一大络，共指奇经八者为一大络，配为十五络，始为确耳。如十二经既各有一络，共十二络矣。此外有胃之一大络，系胃下直贯膈肓，统络诸络脉于上。复有脾之一大络，系脾外横贯胁腹，统络诸络脉于中。复有奇经之一大络，系奇经环贯诸经之络于周身上下。总之，十二络以络其经，三大络以络其络也。何以知阳跷、阴跷之不当言络也？盖尝推奇经之义，督脉督诸阳而行于背，任脉任诸阴而行于前，不相络也。冲脉直冲于胸中，带脉横束于腰际，不相络也。阳维、阴维一起于诸阳之会，一起于诸阴之交，名虽曰维，乃是阳自维其阳，阴自维其阴，非交相维络也。至于阳跷、阴跷同起于足跟，一循外踝，一循内踝，并行而斗其捷，全无相络之意。设阳跷、阴跷可言二络，则阳维、阴维何不可言二络乎？推广之，而督、任、冲、带，何不可言八络乎？况《难经》有云：'奇经之脉，如沟渠满溢，流于深湖，故圣人不能图。'细推其意，乃则以奇经明等之一大络。不然，夫岂有大经如江如湖之水，而反拟之沟渠者哉？又云：'人脉隆盛，入于八脉而不环周，故十二经亦不能拘'。此全是经盛入络，而其溢蓄者，止在于络，不能坏溉诸经也。合两说而通会其意，奇经乃自共为一大络，更复何疑！若时珍以任、督二络为据者，恐亦未当。"

张紫阳云："冲脉在风府穴下，督脉在脐后，任脉在脐前，带脉在腰，阴跷脉在尾闾前阴囊下，阳跷脉在尾闾后二节，阴维脉在顶前一寸三分，阳维脉在顶后一寸三分。凡人有此八脉，俱属阴神，闭而不开；惟神仙以阳气冲开，故能得道。八脉者，先天大道之根，一气之祖，采之惟在阴跷为先，此脉才动，诸脉皆通。阴跷一脉，散在丹经，其名颇多，曰天根，曰死户，曰复命关，曰生死根，有神主之，名曰桃康，上通泥丸，下彻涌泉。倘能知此，使真气聚散，皆从此关窍，则天门常开，地户永闭，尻脉周流于一身，和气自然上朝，阳长阴消，水中火发，雪里花开，身体轻健，容衰返壮，昏昏嘿嘿，如醉如痴。要知西南之乡，在坤地尾闾之前，膀胱之后，小肠之下，灵龟之上，乃天地逐日所生，气根产铅之地也。医家不知有此。"

按：丹书论阳精、河车，皆以任、冲、督脉、命门、三焦为说，未有专指阴跷者，而紫阳《八脉经》所载经脉，稍与医家不同，然内景惟返观者能知。或不谬也。

脉有反关，动在臂后，别由列缺，移于外络，兄乘弟位。

反关者，非无脉也，谓寸口脉不应指，而反从尺傍过肺之列缺、大肠之阳溪，斜斜出于外络。其三部定位，九候浅深，俱与平常应见于寸口者无异。若兄固有之位，弟窃而乘之。以其不行于关上，故曰反关。在千万中仅见一二人，令人覆手诊之，方可见耳。一说男左女右，得之者贵，试之勿验也。

真脏脉

病脉既明，吉凶当别。常脉之外，又有真脉。真象若见，短期可决。

已上正文之论脉，首先源派；次及流行；次则左右，男女定位；次则五脏，阴阳合时。寒热则属之迟数，内外则别之浮沉，以至虚实异形，正邪各状，因脉知病，因病识脉。病则该于疮疡女幼，脉则穷于奇经反关，可谓明且详矣。然而诸脉之外，更有所谓真脉者，大关生死，故又审别于卷末焉。夫人禀五行而生，则五行原吾身之固有，外与天地通，内与谷神合，得以默运潜行，而不显然彰露。设五脏之元真败绝，谷神不将，则五行之死形各随脏而见矣。死亡之期，可计日而断。

心绝之脉，如操带钩，转豆躁疾，一日可忧。

《素问·平人气象论》曰："死心脉来，前曲后居，如操带钩，曰心死。"前曲者，谓轻取则坚强而不柔；谓重取则牢实而不动。如持革带之钩，全失冲和之气。但钩无胃，故曰心死。转豆者，即《素问·玉机真脏论》所谓"如循薏苡子累累然"，状其短实坚强，真脏脉也。又曰："心绝一日死。"又曰："壬日笃，癸日死，死于亥子时，水能克火也。"

肝绝之脉，循刀责责，新张弓弦，死在八日。

《素问·玉机真脏论》曰："真肝脉至，中外急，如循刀刃。"《素问·平人气象论》"曰："脉来急益劲，如新张弓弦，曰肝死。"又曰："肝绝八日死。"又曰："庚日笃，辛日死，死于申酉时，金能克木也。"

脾绝雀啄，又同屋漏，一似水流，又同杯覆。

《素问·玉机真脏论》曰："死脾脉来，锐坚如鸟之喙，如屋之漏，如水之流。"谓歇歇而再至，如鸟喙之啄，状其硬也，或良久一至，有如屋漏，状其不能相接。至如水流杯覆，则精气已脱，往而不返，倾而不扶，其可生乎？又曰："脾绝，四日死。"又曰："甲日笃，乙日死，死于寅卯时，木能克土也。"

肺绝维何？如风吹毛，毛羽中肤，三日而号。

《素问·平人气象论》曰："死肺脉来，如风吹毛，曰肺死。"《素问·玉机真脏论》曰："真肺脉至，如以毛羽中人肤。"皆状其散乱无绪，但毛而无胃气也。又曰："肺绝三日死。"又曰："丙日笃，丁日死，死于午未时，火能克金也。"

肾绝伊何？发如夺索，辟辟弹石，四日而作。

《素问·平人气象论》曰："死肾脉来，发如夺索，辟辟如弹石，曰肾死。"索如相夺，其劲必甚；辟辟弹石，其坚必甚。又曰："肾绝四日死。"又曰："戊日笃，己日死，死于辰戌丑未时，土能克水也。

命脉将绝，鱼翔虾游；至如涌泉，莫可挽留。

浮时忽一沉，譬鱼翔之似有似无；沉时忽一浮，譬虾游之静中一跃；状类如泉之涌，浮数于肌肉之上，而乖违其就下之常；神已欲脱，何恃而能生乎？统而论之，使其在心，则前曲后居，柔滑全无，如转豆躁疾。则所谓累累如连珠，如循琅玕者无有也。使其在肝，则强劲弦急，按之切手，如循刀责责。则所谓软弱轻虚而滑，端直以长者无有也。使其在脾，则坚锐连属，如雀啄粒；许久一滴，二脉乍数乍疏，如屋之漏；去而不返，如水之流；止而不扬，如杯之覆。所谓和柔相离，如鸡践地者无有也。使其在肺，上则微茫，下则断绝，无根萧索。所谓厌厌聂聂，如落榆荚者无有也。使其在肾，解

散而去，欲藏无入，去如解索，弹搏而来，所藏尽
出，来如弹石。则所谓喘喘累累如钩，按之而坚者
无有也。在命门右肾与左肾同，但内涵相火，故其
绝也，忽尔静中一跃，如虾之游，如鱼之翔，火欲
绝而忽焰之象也。在膀胱泛滥不收，至如涌泉，以
其藏津液而为州都之官，故绝形如此。盖脉之和柔
得体者，胃气与之俱耳。胃气若少，即已成病；何
况于无，则生生之根本先绝，而五脏其能持久哉！
再察色证以决之，理当不爽也。见真脏之脉，可决
短期者是矣。而《素问·玉机真脏论》曰："急虚身
半卒至，五脏绝闭，脉道不通，气不往来，譬于堕
溺，不可为期。其脉绝不来，若人一息五六至，其
形肉不脱，真脏虽不见，犹死也。"乃知有急病，不
必真脏脉见而望其死者，可拘于时日哉！

　　按：《难经·十五难》所载平脉、死脉，与本经
互有异同。如以厌厌聂聂，如循榆叶为春平；如鸡
举足为夏病；蔼蔼如车盖，按之而益大曰秋平；按
之萧索，如风吹毛曰秋死；上大下兑，濡滑如雀之
啄曰冬平；啄啄连属，其中微曲曰冬病；来如解索，

去如弹石，曰冬死；此皆与本经之不同者也。至于如引葛，如夺索，如鸟之喙，如鸟之距，软弱招招如揭长竿末梢，喘喘累累如钩而坚之类，又皆不载。《难经》之义，原出本论，而异同若此，意者必有误与。

医之诊脉，将决死生。展转思维，务欲其精。穷搜博采，静气凝神。得心应手，泽及后昆。勉哉同志，相与有成。熟读深思，如见古人。

此言医者之得失报应而总结也。夫人命至重，故医者非仁爱不可托也，非聪明不可任也，非淳良不可信也。古之为医，必上通天道，使五运六气变化郁复之理，无一不精；中察人身，使十四经络，内而五脏六腑之渊涵，外而四肢百骸之贯串，无一不彻；下明物理，使昆虫草木之性情气味，无一不畅。及乎诊视之际，涤除嗜欲，虚明活泼，贯微达幽，不失细小，其智能宣畅曲解既如此，其德能仁恕博爱又如彼，而犹不敢以为是，谛察深思，务期协中，造次之际，罔敢或肆者也。学者肯虚衷求益，则承蜩运斤，许入岐黄之室，而阴食其报，盖亦不爽，当共勉其志，以克底于大成也。

卷七 望、闻、问三诊

小序

望闻问切，古所谓四诊也。知切矣而略于三者，犹欲入户而阖门，其可得哉！扁鹊称圣医，见齐桓而却步，先得于望也。予本于经而条晰之，附以仲景之说，四诊之法始全。学者尤当熟玩而深味焉。

望诊

善诊察色，变化相移；得失在望，断之不疑。

《素问·阴阳应象大论》曰："善诊者，察色按脉。"《素问·移精变气论》曰："理色脉而通神明，变化相移，以观其妙。"《素问·玉机真脏论》曰："凡治病察其形气色泽。形气相得，谓之可治；色泽已浮，谓之易已；形气相失，谓之难治；色夭不泽，谓之难已。"大都气盛形盛，气虚形虚，是相得也，故可治。气色明润，血气相营，故易已。若形与气两不相得，色夭枯而不明润，何以图存乎？视色之道，积神属意；往今新故，可以自必。《灵枢·五色》曰："积神于心，以知往今，故相气不微，不知是非，属意勿去，乃知新故。"凡已往来今新病故疾，先本乎视色，不过凝静精一，扁鹊岂有他技乎。

合色脉之法，圣神所最重，治病之权舆也。色者目之所见，脉者手之所持，而两合之，下合五行休旺，上副四时往来，要未可与中人以下者道也。合之维何？五脏之色在王时见者，春苍，夏赤，长夏黄，秋白，冬黑。五脏所主外荣之常，白当肺当皮，赤当心当脉，黄当脾当肉，青当肝当筋，黑当肾当骨。五脏之脉，春弦，夏钩，秋毛，冬石，强则为太过，弱则为不及。四时有胃曰平，胃少曰病，无胃曰死。有胃而反见所胜之脉，甚者今病，微者至其所胜之时而病，此非显明易推者乎？

五脏六腑，各有部分，额至阙庭，上属咽喉。阙循鼻端，五脏之应。内眦夹鼻，下至承浆，属于

六腑。表里各别。自颧下颊，肩背所主，手之部分。牙车下颐，属股膝胫，部分在足。

《灵枢·五色》曰："自额而下阙庭上，属咽喉之部分也。自阙中循鼻而下鼻端，属五脏之部分也。自内眦夹鼻而下至承浆，属六腑之部分也。自颧而下颊，属肩背手之部分也。自牙车以下颐，属股膝足之部分也。"

脏腑色见，一一可征。庭者首面，阙上咽喉，阙中者肺，下极为心，直下者肝，肝左为胆，肝下属脾，方上者胃，中央大肠，夹大肠者，北方之肾。当肾者脐。面王以上，则为小肠。面王以下，膀胱、子处。

《灵枢·五色》曰："庭者，首面也。阙上者，咽喉也。阙中者，肺也。下极者，心也。直下者，肝也。肝左者，胆也。下者，脾也。方上者，胃也。中央者，大肠也。夹大肠者，肾也。当肾者，脐也。面王以上者，小肠也。面王以下者，膀胱、子处也。"

庭者，颜也，额也，天庭也，位最高危，见于此者，上应首面之疾。阙在眉心，眉心之上，其位亦高，故应咽喉。眉心，中部之最高者，故应肺。下极者，在两目之间，心居肺之下，故下极应心。下极之下为鼻柱，肝在心之下，故直下应肝。胆附于肝之短叶，故肝左应胆，在鼻柱左右。鼻柱之下，即准头也，是为面王，亦曰明堂。准头属土，居面之中央，故以应脾。准头两旁迎香之上，鼻隧是也。脾与胃为表里，脾居中而胃居外，故方上应胃。面肉之中央，迎香之外，颧骨之下，大肠之应也。夹大肠，颊之上也。四脏皆一，惟肾有两；四脏居腹，惟肾附脊。故四脏次于中央，而肾独应于两颊。肾与脐对，故当肾之下应脐而主鼻准也。小肠为腑，应夹两颧。故面王之上，两颧之内，小肠之应也。面王以下者，人中也，是为膀胱、子处之应。

更有肢节，还须详察。颧应乎肩，颧后为臂，臂下者手。目内眦上，属于膺乳。夹绳而上，为应乎背。循牙车下，为股之应。中央者膝，膝下为胫。当胫下者，应在于足。巨分者股，巨屈膝膑。

《灵枢·五色》曰："颧者，肩也。颧后者，臂也。臂下者，手也。目内眦上者，膺乳也。夹绳而上者，背也。循牙车以下者，股也。中央者，膝也。膝以下者，胫也。当胫以下者，足也。巨分者，股里也。巨屈者，膝膑也。此五脏六腑肢节之部也。"

部分已精，须合色脉。五色外见，为气之华。如帛裹朱，赤色所尚。若使如赭，其凶难治。白如鹅羽，不欲如盐。青如苍璧，蓝色可憎。罗裹雄黄，中央正色。设如黄土，败绝之应。黑如重漆，所虑地苍。五色吉凶，求之勿失。

夫气由脏发，色随气华。如青、黄、赤、白、黑者，色也。如帛裹朱，如鹅羽，如苍璧，如罗裹雄黄，如重漆，或有鲜明外露，或有光润内含者，皆气也。气至而色彰，故曰欲，曰生。若赤如赭，白如盐，青如蓝，黄如土，黑如地苍；甚则青如草兹，黄如枳实，黑如焰，赤如衃血，白如枯骨，或晦黯不泽，或悴槁不荣，败色杂呈，气于何有？故曰不欲，且曰死。由此观之，则色与气固不可须臾离也。然而外露者不如内含，内含则气藏，外露则气泄。亦犹脉之弦钩毛石，欲

其微，不欲其甚。故如上文所云，正取五色之微
见，方是五脏之外荣。否则过于彰露，与弦钩毛
石之独见而无胃气，名曰真脏者，何以异乎！

白当肺辛，赤当心苦，青当肝酸，黄当脾甘，黑
当肾咸。白则当皮，赤则当脉，青则当筋，黄则当
肉，黑则当骨。

此《五脏生成篇》所载，以五色分配五脏及皮、
脉、筋、肉、骨也。白则当皮者，以肺色属白，肺
主皮毛。余仿此。

五脏之色，皆须端满；如有别乡，非时之过。

《灵枢·五色篇》曰："青黑赤黄白，皆端满有
别乡。别乡赤者，其色赤大如榆荚，在面王为不
日。"此言五色之正端满合时日者，是谓无邪。有别
乡者，犹言王色之外，别部又见一色也。如赤见于
面王，则非其部，不当见而见，又非其时矣。

其色上锐，首空上向；下锐下向，左右如法。

《灵枢》论从色观向。凡邪随色见，各有所向，
而尖锐之处，即其乘虚所进之方。故上锐者，以首
面正气之空虚，而邪则乘之上向也。下锐亦然。其

在左在右，皆同此法。

五脏五色，皆见于面；相应于脉，寸尺是践。

《难经·十三难》曰："色之与脉，当参相应，为之奈何？然，五脏有五色，皆见于面，亦当与寸口尺内相应。"

假令色青，脉当弦急。如色见赤，浮大而散。色黄缓大。色白之征，浮涩而短。其色黑者，沉濡而滑。

《十三难》曰："假令色青，其脉当弦而急。色赤，其脉浮大而散。色黄，其脉中缓而大。色白，其脉浮涩而短。色黑，其脉沉涩而滑。"此言见其色而知其脉也。脏位于内，色见于面，脉见于寸口尺内。夫医者之言诊视也，视者视其色，诊者诊其脉，二者当参相应。

色青浮涩，或大而缓，名为相胜。浮大而散，若小而滑，名为相生。

青者，肝色也。浮涩而短者，肺之脉也。大而缓者，脾之脉也。浮大而散者，心之脉也。小而滑者，肾之脉也。假令肝之色而得肺之脉，脉胜色矣；

得脾之脉，色胜脉矣；得心之脉，色生脉矣；得肾之脉，脉生色矣。一脏之色，其相胜相生，有如是大。余仿此。

沉浊为内，浮泽为外。

内为脏，外为腑，以沉浮别之。然在色上看，非心领不能得。

察其浮沉，以知浅深。察其泽夭，以观成败。察其散抟，以知远近。视色上下，以知病处。

浮则病浅，沉则病深。泽则成全，夭则败亡。散解者新近，抟聚者久远。上则在上，下则在下。皆以色形知病也。

色明不显，沉夭为甚；若无沉夭，其病不甚。

明泽不粗显而但见沉夭，病必甚也。若无沉夭，虽不明泽，病亦不甚。

黄赤为风，青黑为痛，白则为寒，黄则为膏，润则为脓，赤甚为血。

此以五色合病也。然《灵枢·五色》曰："其色散驹驹然未有聚，其病散而气痛，聚未成也。"盖言驹为小马奔逸不定，其色散无定所，气虽聚而痛未成形。故凡诊视者，病之浅深或殊，则色之聚散靡定，万不可轻视妄言也。

面部

面上白点，腹中虫积。如蟹爪路，一黄一白，食积何疑。两颧时赤，虚火上炎。面无血色，又无寒热，脉见沉弦，将必衄血。病人黄色，时现光泽，为有胃气，自必不死；干黄少润，凶灾立应。赤现两颧，大如拇指，病虽小愈，必将卒死。黑色出庭，拇指相似，不病卒亡。冬月面惨，伤寒已至。紫浊时病。色白而肥，气虚多痰。黑而且瘦，阴虚火旺。

目部

目赤色者，其病在心。白病在肺。青病在肝。黄病在脾。黑病在肾。黄而难名，病在胸中。白睛黄淡，脾伤泄痢。黄而且浊，或似烟熏，湿盛黄疸。黄如橘明，则为热多。黄兼青紫，脉来必芤，血瘀胸中。眼黑颊赤，乃系热痰。眼胞上下，有如烟煤，亦为痰病。眼黑步艰，呻吟不已，痰已入骨，遍体酸痛。眼黑面黄，四肢痿痹，聚沫风痰，随在皆有。目黄心烦，脉大病进；目黄心烦，脉和病愈。目睛晕黄，衄则未止。目睛黄者，酒疸已成。黄白及面，眼胞上下，皆觉肿者，指为谷疸，心下必胀。明堂眼下，青色多欲，精神劳伤，不尔未睡。面黄目青，必为伤酒。面无精光，齿黑者危。瘰疬赤脉，贯瞳者凶；一脉一岁，死期已终。目间青脉，胆滞掣痛。瞳子高大，太阳不足。病人面目，俱等无疴。面黄目青，面黄目赤，面黄目白，面黄目黑，此有胃气，理皆不死。面赤目白，面青目黑，面黑目白，面赤目青，此无胃气，皆死何辞。眼下青色，伤寒挟阴。目正圆者，太阳经绝，痉病不治。色青为痛。色黑为劳。色赤为风。色黄溺难。鲜明留饮（鲜明者，俗言水汪汪也。俱指白珠。）。目睛皆钝，不能了了，鼻呼不出，吸而不入，气促而冷，则为阴病。目睛了了，呼吸出入，能往能来，息长而热，则为阳病。

鼻部

鼻头微黑，为有水气。色见黄者，胸上有寒。色白亡血。微赤非时，见之者死。

察色精微，莫先于目下之精明，鼻间之明堂。经谓"精明五色者，气之华也"，是五脏之精华，上见为五色，变化于精明之间，某色为善，某色为恶，可先知也。仲景更出精微，尤要在中央鼻准，毋亦以鼻准在天为镇星，在地为中岳，木金水火四脏，气必归并于中土耶！其谓"鼻头色青，腹中苦冷者死"，此一语独创千古。后人每恨《卒病论》亡，莫由仰溯渊源，不知此语正其大者。盖厥阴肝木之青色，夹肾水之寒威，上征于鼻，下征于腹，是为暴病，顷之亡阳而卒死耳。其谓"鼻头色微黑者有水气"，又互上句之意，见黑虽为肾阴之色，微黑且无腹病，但主水气而非暴病也。谓"色黄者，胸上有寒"，寒字《伤寒论》中多指为痰，言胸有积痰也。谓"色白者亡血"，白者肺之色，肺主上焦以行营卫，营不充则鼻色白，故知亡血也。谓"设微赤非时者死"，火之色归于土，何遽主死？然非其时而有其气，则火非生土之火，乃克金之火，又主脏燥而死矣。

鼻头色黄，小便必难。（鼻头黄色，又主胸中有寒，寒则水谷不运，故小便难）。余处无恙，鼻尖青黄，其人必淋。鼻青腹痛，舌冷者死。鼻孔忽仰，可决短期。鼻色枯槁，死亡将及。鼻冷连颐，十无一生。（鼻者属土，而为肺气之所出入。肺胃之神机已绝，故枯槁而冷，顾其能活乎！）

血脉

诊血脉者，多赤多热；多青多痛；多黑久痹；赤黑青色，皆见寒热。（血脉即络脉，肌皮嫩薄者，视之可见）。臂多青脉，则曰脱血。（络中血脱，故不红而多青）。

毛发

发枯生穗，血少火盛。毛发堕落，卫疏有风；若还眉堕，风证难愈。头毛上逆，久病必凶（血枯不荣，如枯草不柔顺而劲直，小儿疳病多此，亦主有虫）。

形体

体为形，形充者气。形胜气者，必主夭者，寿考之征（修长黑色有神）。气实形实，气虚形虚。形盛脉细，气难布息，已濒于危。形瘦脉大，胸中多气，可断其死。肥人中风，形厚气虚，痰壅气塞，火冲暴厥。瘦人阴虚，血液衰少；相火易亢，故多劳嗽。病人形脱，气盛者死。（正虚则形脱，邪实则气盛。）形体充大，皮肤宽缓，定臻耄耋；形体充大，皮肤紧急，当为夭折。形盛气虚，气盛形虚，形涩脉滑，形大脉小，形小脉大，形长脉短，形短脉长,形滑脉涩,肥人脉细,羸人脉躁,俱为凶候。(言反常也。)血实气虚,则体易肥;气实血虚,则体易瘦。肥者能寒,(能读耐。)瘦者能热。美髯及胸,阳明有余;髯少而短,阳明不足。坐垂一脚,因有腰痛。行迟者痹,或表素强,或腰脚痛,或有麻木,渐成风疾。里实护腹,如怀卵物,心痛之证。持脉而欠,知其无病。(经云,阳引而上,阴引而下,则欠。阴阳相引,故云无病,病亦即愈。)息摇肩者,心中坚急。息引胸中,上气者咳。息而张口,必乃短气,肺痿吐沫。掌寒腹寒,掌热阴虚。诊时病人,叉手扪心,闭目不言,心虚怔忡。仓廪不藏,门户不要。水泉不止,膀胱不藏。头倾视深,精神将夺。背曲肩随,府将坏矣。腰难转摇,肾将惫矣。膝为筋府,屈伸不能,行则偻俯,筋将惫矣。骨为髓府,不能久立,行则振掉,骨将惫矣。眼胞十指,肿必久咳。

死证

　　尸臭舌卷，囊缩肝绝。口闭脾绝。肌肉不滑，唇反胃绝。发直齿枯，遗尿肾绝。毛焦面黑，直视目瞑，阴气已绝。眶陷系倾，汗出如珠，阳气已绝。病后喘泻，脾脉将绝。目若正圆，手撒戴眼，太阳已绝。声如鼾睡，吐沫面赤，面黑唇青，人中肿满，唇反出外，发眉冲起，爪甲肉黑，手掌无纹，脐凸跗肿，面青欲眠，目视不见，汗出如油，肝绝之期，在于八日。眉倾胆死，手足甲青，或渐脱落，呼骂不休，筋绝之期，亦如于肝。肩息直视，心绝立死。发直如麻，不得屈伸，自汗不止，小肠绝也，六日而死。口冷足肿，腹热胪胀，泄利无时，乃为脾绝，五日而死。脊痛身重，不可反覆，乃为胃绝，五日而死。耳干背肿，溺血屎赤，乃为肉绝，九日而死。口张气出，不能复返，乃为肺绝，三日而死。泄利无度，为大肠绝。齿枯面黑，目黄腰折，自汗不休，乃为肾绝，四日而死。齿黄枯落，乃为骨绝。

五脏绝证

五脏已夺，神明不守，故作声嘶。循衣摸床，谵语不休，阳明已绝。妄语错乱，不语失音，则为热病，犹或可生。脉浮而洪，身汗如油，喘而不休，乃为肺绝。（汗腻不流，脉洪而喘不休，真气外散。）阳反独留，形如烟熏，直视摇头，乃为心绝。（心为火脏，故阳热独存。烟熏，火极焦灼之象。）唇吻反青，絷絷汗出，乃为肝绝。（唇吻属脾，而青色属木，木乘土，故曰反。）环口黧黑，柔汗发黄，乃为脾绝。（水色凌土，冷汗身黄，脾真散越）。溲便遗失，狂言直视，乃为肾绝。（溲便，二阴肾脏所司。遗失则门户不闭，水精败绝，目背瞳人。）阴气先绝，阳气后竭，临死之时，身面必赤，腋温心热。（阴先脱，阳绝于后，故赤色见。余阳未即尽，故腋温心热。）水浆不下，形体不仁，乍静乍乱，乃为胃绝。（胃纳水谷，合肌肉故。）六腑气绝，足冷脚缩。五脏气绝，便利不禁，手足不仁。

手太阴绝，则皮毛焦。太阴者，肺也，行气温于皮毛者也。故气不荣，则皮毛焦而津液去，津液去则皮节伤，皮节伤则皮枯毛折，毛折者则毛先死，丙日笃，丁日死。

手少阴绝，则脉不通。手少阴，心也。心主脉，故手少阴气绝则脉不通，脉不通则血不流，血不流则色泽去，故面色黑如黧。此血先死，壬日笃，癸日死。

足太阴绝，口唇不荣。口唇者，肌肉之本也。脉不荣，则肌肉不滑泽，肌肉不滑泽则肉满，肉满则唇反，唇反则肉先死，甲日笃，乙日死。

足少阴绝，则骨髓枯。少阴者，冬脉也，伏行而温于骨髓。故骨髓不温，则肉不着骨，骨肉不相亲，则肉濡而却，肉濡而却，故齿长而垢，发无润泽，无润泽者则骨先死，戊日笃，己日死。

足厥阴绝，筋缩引卵，渐及于舌。厥阴者，肝也；肝者，筋之合也；筋者，聚于阴器而络于舌本；故脉不荣则筋缩急，筋缩急则引卵与舌，故舌卷囊缩。此筋先死，庚日笃，辛日死。

　　三阴俱绝，眩转瞢目。瞢者为失志，失志则志先死，死则目瞢也。

　　六阳俱绝，阴阳相离；腠理泄绝，汗出如珠；旦占夕死，夕占旦死。

诊病新久

　　诊其脉小，色不夺者，乃为新病。其脉不夺，其色夺者，乃为久病。脉色俱夺，乃为久病。俱不夺者，乃为新病。

诈病

　　向壁而卧，闻医惊起，而目盼视，三言三止，脉之咽唾，此为诈病。（若脉和平，当言此病须针灸数处，服吐下药，然后可愈。欲以吓其诈，使彼畏惧，不敢言病耳。）

声诊

肝呼应角，心言应征，脾歌应宫，肺哭应商，肾呻应羽。五脏五声，以合五音。

《素问·阴阳应象大论》曰："视喘息，听音声，而知所苦。"盖病苦于中，声发于外，有不可诬者也。故《难经·六十一难》曰："闻其五音，以别其病。"此之谓也。

大笑不止，乃为心病。喘气太息，乃为肺病。怒而骂詈，乃为肝病。气不足息，乃为脾病。欲言不言语轻多畏，乃为肾病。前轻后重，壮厉有力，乃为外感。倦不欲言，声怯而低，内伤不足。攒眉呻吟，必苦头痛。叫喊呻吟，以手扪心，为中脘痛。呻吟身重，转即作楚，乃为腰痛。呻吟摇头，攒眉扪腮，乃为齿痛。呻吟不起，为腰脚痛。诊时吁气，为属郁结（凡人吁则气郁得以少伸也）。摇头而言，乃为里痛。喉中有声，谓之肺鸣；火来乘金，不得其平。形羸声哑，咽中有疮，肺被火囚（肺主声故耳）。声音暴哑，风痰伏火；曾系喊伤，不可断病。
声嘶色败，久病不治。气促喉声，痰火哮喘。中年
声浊，痰火之殃。独言独语，言谈无绪，思神他寄，
思虑伤神。伤寒坏证，哑为狐惑，上唇有疮，虫食
其脏；下唇有疮，虫食其肛。

风滞于气，机关不利。出言蹇涩，乃为风病。
气短不续，言止复言，乃为夺气。衣被不敛，骂詈
亲疏，神明之乱，风狂之类；若在热病，又不必论。
欲言复寂，忽又惊呼，病深入骨。

语声寂寂然者，不欲语而欲默也。则病本缄默，
而何以忽又惊呼，知其专系厥阴所主，何也？静默
统属之阴，而厥阴在志为惊，在声为呼，况骨节中
属大筋，筋为肝合，非深入骨节之病，不如此也。

声音低渺，听不明彻，必心膈间，有所阻碍。

空能传声，气无阻碍，碍则声出不扬，必其胸
中大气不转，出入升降之机艰而且迟，可知病在胸
膈间矣。细心静听，其情乃得。

啾然细长，头中之病。

啾啾然细而长者，谓其声自下焦阴分而上，缘

足太阳主气，与足少阴为表里，所以肾邪不剂颈而还，得从太阳部分达于巅顶。肾之本病为呻吟，肾气从太阳经脉直攻于上，则肾之呻并从太阳变动而啾唧细长，为头中病也。大都湿气混其清阳之气所致耳。仲景只此三段，而上中下三焦受病之处，妙义可彻。盖声者，气之从喉舌而宣于口者也。新病之人声不变，小病之人声不变，惟久病苛病其声乃变。古人闻隔垣之呻吟而知其病，岂无法乎？

息

桑榆子曰："精化为气，气化而神集焉。故曰，神能御气，则鼻不失息。"谭紫霄曰："神犹母也，气犹子也。以神召气，如以母召子。凡呼吸有声者，风也，非息也。守风则散。虽无声而鼻中涩滞者，喘也，非息也。守喘则结。不声不滞，而往来有迹者，气也，非息也。守气则劳。所谓息者，不出不入之义。绵绵密密，若存若亡，心不着境，无我无人，更有何息可调？至此则神自返，息自定，心息相依，水火相媾，息息归根，金丹之母。"丘长春云："息有一毫之未定，命非己有。"以此言之，息之所关于人大矣哉！故较之于声，尤所当辨也。

气来短促，不足以息，呼吸难应，乃为虚甚。素无寒热，短气难续，知其为实。

无寒热则阴阳和平，而亦短气不能布息，此中焦有碍，或痰火为害。

吸而微数，病在中焦。中实吸不得入，还出复入，故脉来微数，亦系实证，非痰即食，可以攻下。实则可生，虚者不治。实则可下。中虚吸不尽入而微数者，肝肾欲绝，焉能救乎？上焦吸促，下焦吸远，上下暌违，何以施疗？病在上焦，气宜通下；病在下焦，气宜达上。上下交通，病斯愈矣。今上焦者吸促而不能通下，下焦者吸远而不能达上，上下不交通，病岂易治乎！至于呼吸动摇，振振而气不载形者，必死之证矣。

天积气耳，地积形耳，人气以成形耳。惟气以成形，气聚则形存，气散则形亡，气之关于形也，岂不钜哉！然而身形之中，有营气，有卫气，有宗气，有脏腑之气，有经络之气，各为区分。其所以统摄营卫脏腑经络，而令充周无间，环流不息，通体皆灵者，全赖胸中大气主持。夫脏腑大经小络，昼夜循环不息，必赖胸中大气斡旋其间。大气一衰，则出入废，升降息，神机化灭，气立孤危矣。若夫息出于鼻，其气布于膻中。膻中宗气主上焦息道，恒与肺胃关通，或清而徐，或短而促，足以占宗气之盛衰。所以《素问·平人气象论》曰："乳之下其动应衣，宗气泄也。"人顾可奔迫无度，令宗气盛喘数急，有余反成不足耶！此指呼出为息之一端也。其谓"起居如故，而息有音，此肺之络脉逆也。不得卧而息有音者，是阳明之逆也。"盖见布息之气，关通肺胃，又指呼出为息之一端也。呼出心肺主之；吸入肾肝主之；呼吸之中，脾胃主之。故惟脾胃所主中焦为呼吸之总持。设气积贲门不散，两阻其出入，则危急存亡非常之候。善养生者，使贲门之气传入幽门，幽门之气传二阴之窍而出，乃不为害。其上焦下焦，各分呼出吸入，未可以息之一字统言其病矣。此义惟仲景知之。谓"息摇肩者，心中坚。息引胸中上气者，咳。息张口短气者，肺痿唾沫。"分其息专主乎呼而不与吸并言，似乎创说。不知仲景以述为作，无不本之《内经》，即前所拟呼出为息，二端不足尽之。盖心火乘肺，呼气奔促，势有必至。呼出为心肺之阳，自不得以肝肾之阴混之耳。息摇肩者，肩随息动，惟火故动也。息引胸中上气咳者，肺金收降之令不行，上逆而咳，惟火故咳也。张口短气、肺痿唾沫，又金受火刑不治之证。均以出气之粗名为息耳。然则曷不径以呼名之耶？曰，呼中有吸，吸中有呼，剖而中分，圣神所不出也。但以息之出者主呼之病，而息之入者主吸之病，不待言矣。《素问·通评虚实论》谓："乳子中风热，喘鸣肩息。"以及息有音者不一而足，惟其不与吸并言，而吸之病转易辨识。然尚恐后人未悉，复补其义云："吸而微数，其病在中焦实也，当下之即愈，虚者不治。在上焦者其吸促，在下焦者其吸远，此皆难治。呼吸动摇振振者不治。"见吸微且数，吸气之往返于中焦者速，此必实者下之，通其中焦之雍而即愈。若虚则肝肾之本不固，其气轻浮，脱之于阳，不可治矣。前所指贲门幽门不下通，为危急存亡非常之候者，此也。在上焦者其吸促，以心肺之道近，其真阴之虚者，则从阳火而升，不入于下，故吸促。是上焦未尝不可候其吸也。下焦者其吸远，肝肾之道远，其元阳之衰者，则困于阴邪所伏，卒难升上，故吸远。此真阴元阳受病，故皆难治。若呼吸往来振振动摇，则营卫往返之气已索，所存呼吸一线耳，尚可为哉！学者先分息之出入，以求病情。既得其情，合之不爽。若但统论呼吸，其何以分上中下三焦所主乎？意微矣。

问诊

入国问俗，何况治病？本末之因，了然胸臆；然后投剂，百无一失。

医，仁术也。仁人笃于情，则视人犹己，问其所苦，自无不到之处。《灵枢·师传篇》曰："入国问俗，入家问讳，上堂问礼，临病人问所便。"使其受病本末，胸中洞然，而后或攻或补，何愁不中乎！

人品起居

凡诊病者，先问何人，或男或女。男女有阴阳之殊，脉色有逆顺之别，故必辨男女而察其所合也。

或老或幼。年长则求之于腑，年少则求之于经，年壮则求之于脏。

或为仆妾。在人下者，动静不能自由。

寡妇师尼。遭逢不偶，情多郁滞。

形之肥瘦。肥人多湿，瘦人多火之类，此宜在望条。然富贵之家，多处重帏，故须详问。若不以衣帛覆手，则医者见其手，亦可得其形之大略矣。

次问得病，起于何日。病之新者可攻，病之久者可补。

饮食胃气。肝病好酸，心病好苦，脾病好甘，肺病好辛，肾病好咸。内热好冷，内寒好温。安谷则昌，绝谷则亡。

梦寐有无。阴盛则梦大水恐惧，阳盛则梦大火燔灼，阴阳俱盛则梦相杀毁伤。上盛则梦飞，下盛

则梦堕。甚饱则梦予，甚饥则梦取。肝气盛则梦怒，
肺气盛则梦哭。短虫多则梦聚众，长虫多则梦自击
毁伤。

嗜欲苦乐

　　问其嗜欲，以知其病。物性不齐，各有嗜欲。
声色臭味，各有相宜。好食某味，病在某脏。当分
顺逆，以辨吉凶。

　　清阳化气出乎天，故天以五气食人者，臊气入
肝，焦气入心，香气入脾，腥气入肺，腐气入肾也。
浊阴成味出乎地，故地以五味食人者，酸先入肝，
苦先入心，甘先入脾，辛先入肺，咸先入肾也。凡
脏虚必求助于味，如肝虚者欲食酸是也。此谓之顺
应者易治。若心病而受咸，肺病而欲苦，脾弱而喜
酸，肝病而好辣，肾病而嗜甘，此谓之逆候；病轻
必危，重者必死。

　　**心喜热者，知其为寒；心喜冷者，知其为热。
好静恶动，知其为虚；烦躁不宁，知其为实。伤食**

恶食，伤风恶风，伤寒恶寒。

此显然可证者，尤须详问。惟烦躁不宁者亦有属虚，然必脉来无神，再以他证参之。

或常纵酒。纵酒者不惟内有湿热，而且防其乘醉入房。或久斋素。清虚固保寿之道，然亦有太枯槁而致病者。或斋素而偏嗜一物，如面筋、熟栗之类，最为难化，故须详察。

始终境遇，须辨三常。《素问·疏五过论》曰："诊有三常。"谓常贵贱、常贫富、常苦乐也。封君败伤，及欲侯王。封君败伤者，追悔已往。及欲侯王者，妄想将来。皆致病之因也。常贵后贱，虽不中邪，病从内生，名曰脱营。常贵后贱者，其心屈辱，神气不伸，虽不中邪，而病生于内。营者，阴气也。营行脉中，心之所主。心志不舒，则血无以生，脉日以竭，故为脱营。常富后贫，名曰失精；五气流连，病有所并。常富后贫者，忧煎日切，奉养日廉，故其五脏之精，日加消败，是谓失精。精失则气衰，气衰则不运，故为留聚而病有所并矣。常富大伤，斩筋绝脉；身体复行，令泽不息。

　　大伤，谓甚劳甚苦也。故其筋如斩，脉如绝，以耗伤之故也。虽身体犹能复旧而行，然令泽不息矣。泽，精液也。息，生长也。故伤败结，留薄归阳，脓积寒炅。故，旧也。言旧之所伤，有所败结，血气留薄不散，则郁而成熟，归于阳分，故脓血蓄积，令人寒热交作也。

　　暴乐暴苦，始乐后苦，皆伤精气。精气竭绝，形亦寻败。乐则喜，喜则气缓。苦则悲，悲则气消。故苦乐失常，皆失精气，甚至竭绝而形体毁阻矣。暴怒伤阴，暴喜伤阳。怒伤肝，肝藏血，故伤阴。喜伤心，心藏神，故伤阳。

　　厥气上行，满脉去形。厥气，逆气也。凡喜怒过度而伤其精气者，皆能令人气厥逆而上行。气逆于脉故满脉，精脱于中故去形。形乐志苦，病生于脉，治以灸刺。形乐者身无劳，志苦者心多虑。心主脉，深思过虑，则脉病矣。脉病者当治结络，故当随其宜而灸刺之。形乐志乐，病生于肉，治以针石。形乐者逸，志乐者闲。饱食终日，无所运动，多伤于脾。脾主肌肉，故病生焉。肉病者或为卫气

留，或为脓血聚，故当用针石取之。形苦志乐，病
生于筋，治以熨引。形苦者身多劳，志乐者心无虑。
劳则伤筋，故病生于筋。熨以药熨，引谓导引。形
苦志苦，病生咽嗌，调以甘药。形苦志苦，必多忧
思。忧则伤肺，思则伤脾。脾肺气伤，则虚而不行，
气必滞矣。脾肺之脉上循咽嗌，故病生焉。如人之
悲忧过度，则喉咙咽哽，食饮难进；思虑过度，则
上焦否隔，咽中核塞；即其征也。

《灵枢·邪气脏腑病形》有"调以甘药"。《终始》
曰："将以甘药，不可饮以至剂。"若《素问·血气形
志》则曰"治之以甘药"者，误也。形数惊恐，经
络不通，病生不仁，按摩醪药。形体劳苦，数受惊
恐，则亦不乐，其经络不通，而不仁之病生，如痹
重不知寒热痛痒也。当治以按摩，及饮之酒药，使
血气宣畅。

起居何似？起居，凡一切房室之燥湿，坐卧之
动静，所包者广。如肺病好曲，脾病好歌，肾病好
吟，肝病好叫，心病好妄言之类，当一一审之。

曾问损伤。或饮食不当，或劳欲不时，或为庸

医攻补失宜。便利何如？热则小便黄赤，大便硬塞；寒则小便澄白，下利清谷之类。曾服何药？如服寒不验，服热不灵，察证与脉，思当变计。有无胀闷？胸腹胀闷，或气，或血，或食，或寒，或虚，皆当以脉合之。性情常变，一一详明。病者大都喜怒改常。

病证

问病不答，必系耳聋。即当询之，是素聋否？不则病久，或经汗下，过伤元气。问而懒答，唯点头者，是中气虚。昏愦不知，问是暴厥，抑是久病。妇女僵厥，多是中气，须问怒否。妇人凡病，当问月水，或前或后。师尼寡妇，气血凝滞，两尺多滑，不可言胎，室女亦同。心腹胀痛，须问旧新。产后须问，坐草难易，恶露多少，饮食迟早，生子存亡，饮食失节。若问病处，按之而痛止者为虚。按之而痛甚者为实。痛而不易，知为死血。痛无定者，知其为气。凡问百病，昼则增剧，夜则安静，气病血否；夜则增剧，昼则安静，血病气否。昼热夜静，阳气独旺，入于阳分；昼静夜热，阳气下陷，入于阴中。昼夜俱热，重阳无阴，亟泻其阳，而补其阴；昼夜俱寒，重阴无阳，亟泻其阴，而补其阳。四肢作痛，天阴转甚，必问以前，患徽疮否？

附：辨舌

张三锡曰："《金镜录》载三十六舌，辨伤寒之深浅吉凶，可称详备。然细讨究，不过阴阳、表里、寒热、虚实而已。"陶节庵曰："伤寒邪在表，则舌无胎。热邪在表，则胎渐生，自白而黄，黄而黑，甚则黑裂矣。黑胎多凶。若根黑或中黑或尖黑，或属里热，全黑则热极而难治。常见白胎燥渴，虚而微热，或不得汗，或胃中少有饮而不行，宜温解。"

白滑胎虚寒冒寒，阳气不振，宜温。白胎起芒刺 津液不足，胃中有物，宜运动。黄胎，微热，热渐入里，或燥渴之象，宜清解。灰色胎，胃中有物，中气虚热，渴而不能消饮者，宜温解。黑色胎，热入里实燥厚者，宜下。滑润者，水困火，宜温。虽黑而润，所谓水极似火也，不燥为异。

凡伤寒辨舌者，以舌属心而主火，寒为水也。水寒凌火，外感夹内伤，宿食重而结于心下者，五六日舌渐黄，或中干而边润，名中焙舌。此则里热尚浅。若全干，无论黄黑，皆属里证，分轻重下之。若曾经下或屡下不减，乃宿滞结于中宫也。询其脉之虚实，及中气何如。实者润而下之。虚人神气不足，当生津固中气，有用生脉散对解毒汤而愈者，有用附子理中汤冷服而愈者。一则阴极似阳，一则阳极似阴，不可不辨。

白胎属寒，外证烦躁，欲坐卧于泥水中，乃阴寒逼其无根失守之火而然。脉大不鼓，当从阴证治。若不大躁，呕吐者，从食阴治之。产后辨舌者，以心主血也。经云："少阴气绝，则血不行。"故舌紫黑者，为血先死。凡见黑舌，要问曾食酸甜咸物否？能染成黑色。凡视舌色，虽有成见，亦必细审兼证，及脉之虚实。不尔，恐有毫厘千里之谬。

卷八 运气

小序

运气之说微矣，得其指归者，不数见焉。是编撮其大纲，为初学人阶梯云耳。第曰某年为某政，执某药以治之，是守株而待兔也。呜呼！麒麟凤凰不常有，世治则见；日月薄蚀有常度，德盛则免。通于其说者，可以论运气矣。

干支

运气之教，先立其年。干分五运，支立司天。

五运者，金木水火土也。六气者，风寒暑湿燥火也。南北二政，运有不同。上下阴阳，脉有不应。先立其年者，如甲子、乙丑之类，左右应见，乃可以言死生之逆顺也。其法合十干为五运，对十二支为六气。六气者，有主有客。天以六气动而不息，上应乎客；地以五行静而守位，下应乎主。经曰："先立其年，以明其气。"是知司天在泉，上见下临，为之始也。

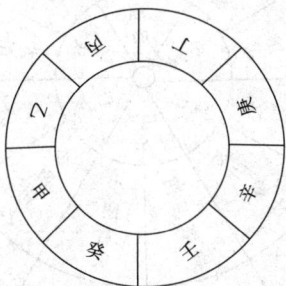

天干之图

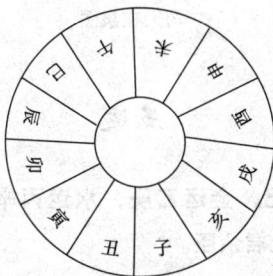

地支之图

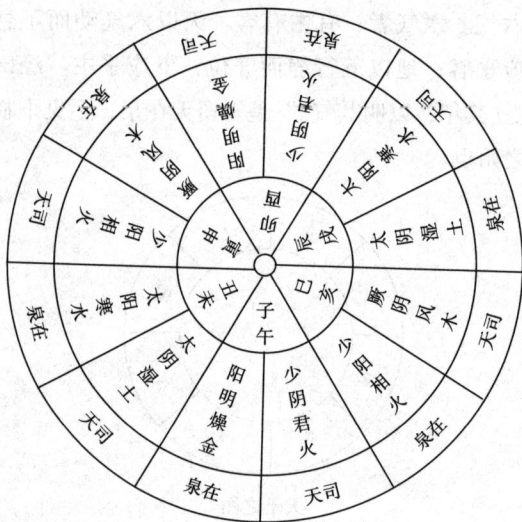

司天在泉图

五运

土运甲己，金运乙庚，水运丙辛，木运丁壬，火运戊癸，土君余臣。

太古占天之始，察五气，纪五天，而所以立五运也。谓望气之时，见黅天之土气，经于心、尾、角、轸四宿之上，下临甲己之方，此甲己之所以合为土运也。素天之金气，经于亢、氐、昴、毕四宿之上，下临乙庚之方，此乙庚之所以合为金运也。见玄天之水气，经于张、翼、娄、胃四宿之上，下临丙辛之方，此丙辛之所以合为水运也。见丹天之火气，经于牛、女、壁、奎四宿之上，下临戊癸之方，此戊癸之所以合为火运也。惟土运为南政，盖土位居中，面南行令故也。金木水火四运，皆以臣事之，北面受令，故为北政。土之与金木水火，犹之有君臣之分耳。

风寒暑湿燥火者，天之阴阳，三阴三阳上奉之。木火土金水者，地之阴阳，生长化收藏下应之。戊己，土也。然化气必以五，故甲己化土而居其首。土生金，故乙庚次之。金生水，故丙辛次之。水生木，故丁壬次之。木生火，故戊癸次之。此化气之序也。

《素问·天元纪大论》曰："甲己之岁，土运统之。乙庚之岁，金运统之。丙辛之岁，水运统之。

丁壬之岁，木运统之。戊癸之岁，火运统之。"《素问·五运行大论》义亦同。

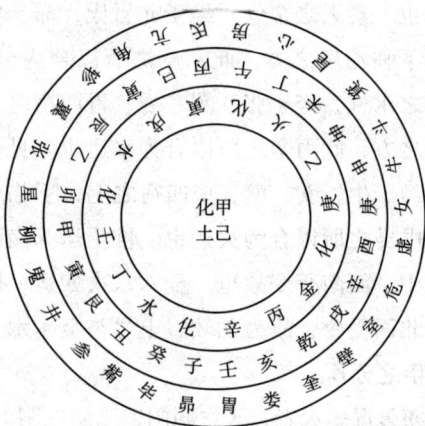

天之五运化图

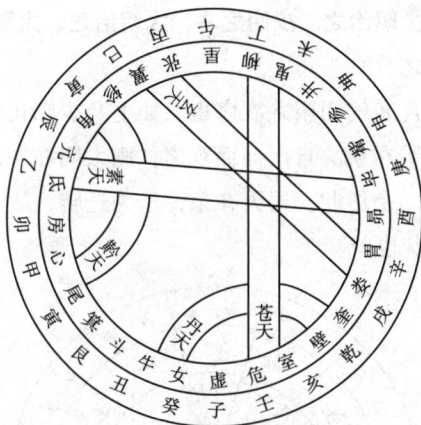

五天五运图

五天歌
木苍危室柳鬼宿，火丹牛女壁奎边。
土黅心尾轸角度，金素亢氐昴毕前。
水玄张翼娄胃是，下为运气上经天。

六气

司天分例，六化图推。少阳之右，阳明治之。
阳明之右，太阳治之。太阳之右，厥阴治之。厥阴

之右，少阴治之。少阴之右，太阴治之。太阴之右，少阳治之。

此言客气阴阳之次序也。如上乃少阳司天，则下乃厥阴在泉。自南面而观之，则太阴在左，而阳明在右。余仿此。司天在泉，迭为迁转，故上下异而左右殊也。

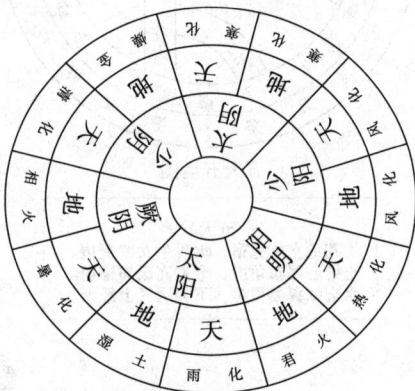

天地六气之图

《素问·天元纪大论》曰："夫五运阴阳者，天地之道也。"又曰："在天为气，在地成形，形气相感，而化生万物矣。"又曰："神在天为风，在地为木。在天为热，在地为火。在天为湿，在地为土。在天为燥，在地为金。在天为寒，在地为水。"夫六气之合于三阴三阳者，分而言之，则天地之化，有气有形；合而言之，则阴阳之理，标由乎本。（所谓标本者，六气为本，三阴三阳为标。有本标中气图解。）如主气之交司于四时者，春属木为风化，夏初君火为热化，盛夏相火为暑化，长夏属土为湿化，秋属金为燥化，冬属水为寒化，此六化之常，不失其常，即所谓当其位则正也。如客气之有盛衰逆顺者，则司天主上，在泉主下，左右四间，各相专主，不时相加，以为交合。此六化之变，变有不测，即所谓非其位则邪也。故正则为德化政令，邪则为灾变眚伤，大者之至徐而常，少者之至暴而亡。而凡为淫胜邪胜、相胜相复等变，亦何莫非天地六化之气所致欤！

子午之上，少阴君火。丑未之上，太阴湿土。寅申之上，少阳相火。卯酉之上，阳明燥金。辰戌之上，太阳寒水。巳亥之上，厥阴风木。

如子与午对，俱为君火；丑与未对，俱为湿土；寅与申对，俱为相火；卯与酉对，俱为燥金；辰与戌对，俱为寒水；巳与亥对，俱为风木是也。运则五年一周，气则六期环会。

六气分上下左右而行天令，十二支分节令时日而司地化。然以六气而加于十二支，则有正化对化之不同。如厥阴之所以司于巳亥者，以厥阴属木，木生于亥，故正化于亥，对化于巳也。少阴所以司于子午者，以阴为君火，当正南离位，故正化于午，对化于子也。太阴所以司于丑未者，以太阴属土居中，王于西南，故正化于未，对化于丑也。少阳所以司于寅申者，以少阳属相火，位卑于君火，生于寅，故正化于寅，对化于申也。阳明所以司于卯酉者，以阳明属金，酉为西方金位，故正化于酉，对化于卯也。太阳所以司于辰戌者，太阳为水，辰戌属土，然水行土中，而戌居西北，为水渐王乡，是以洪范五行以戌属水，故正化于戌，对化于辰也。一曰正司化令之实，对司化令之虚，一曰正化从本生数，对化从标成数，皆以言阴阳之衰盛，合于十二辰以为动静消息者也。此说详具《玄珠》，今录之以备参考。

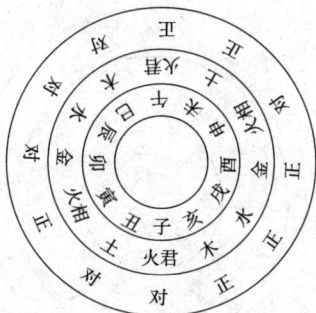

注：少阴正化午，对化子。太阴正化未，对化丑。少阳正化寅，对化申。阳明正化酉，对化卯。太阳正化戌，对化辰。厥阴正化亥，对化巳。

六气正化对化之图

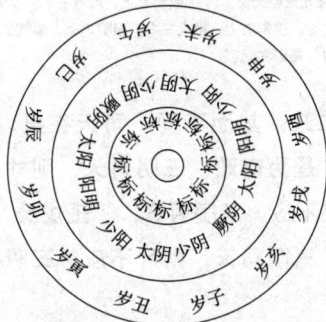

注：《素问·天元纪大论》云："子午之岁，上见少阴。丑未之岁，上见太阴。寅申之岁，上见少阳。卯酉之岁，上见阳明。辰戌之岁，上见太阳。巳亥之岁，上见厥阴。少阴所谓标也，厥阴所谓终也。"标者，犹所谓上首也。

标气图

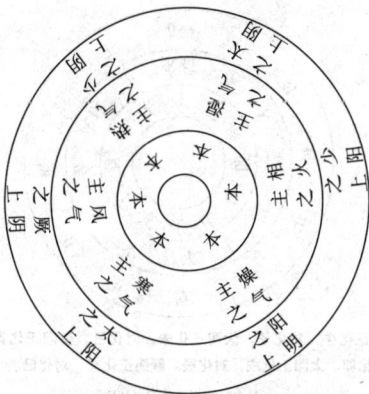

注:《素问·天元正纪大论》曰:"厥阴之上,风气主之。少阴之上,热气主之。太阴之上,湿气主之。少阳之上,相火主之。阳明之上,燥气主之。太阳之上,寒气主之。所谓本也。是谓六元。"

本气图

南北二政,其面不同。司天在泉,移位相从。甲己之岁,是为南政。三阴司天,则寸不应。三阴在泉,则尺不应。乙庚丙辛,丁壬戊癸,斯八岁者,皆曰北政。三阴司天,则尺不应。三阴在泉,则寸不应。

南北政者,即甲己为南政,余为北政是也。《素问·至真要大论》曰:"阴之所在,寸口何如?岐伯曰：视岁南北可知之矣。"谓南政之年，南面行令，其气在南，所以南为上而北为下，司天在上，在泉在下，人气应之，故寸为上而尺为下，左右俱同。北面受令，其气在北，所以北为上而南为下，在泉应上，司天应下，人气亦应之，故尺应上而寸应下，司天应两尺，在泉应两寸。地之左间为右寸，右间为左寸。天之左间为左尺，右间为右尺。正与男子面南受气，女子面北受气之理同也。

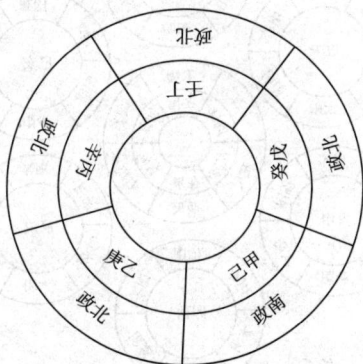

南北政图

南政之岁，厥阴司天，则右不应；太阴司天，则左不应。

脉有不应者，谓阴之所在，脉乃沉细，不应本脉也。天地之间，五行金木水火土而已。经所谓二火者，君相二火也。君火以名，相火以位。君火不用事，相火代君行令者也。故南政厥阴司天，则君火在右，故右寸不应；太阴司天，则君火在左，故左寸不应。

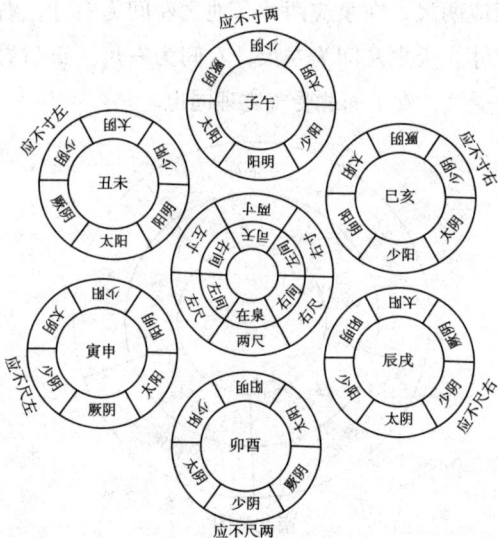

注：甲己年为南政。

南政年脉不应图

北政之岁，厥阴在泉，则右不应；太阴在泉，则左不应。

厥阴在泉，则君火在右，故右寸不应；太阴在泉，则君火在左，故左尺不应。

注：乙、丁、辛、癸、丙、戊、庚、壬年为北政。

北政年脉不应图

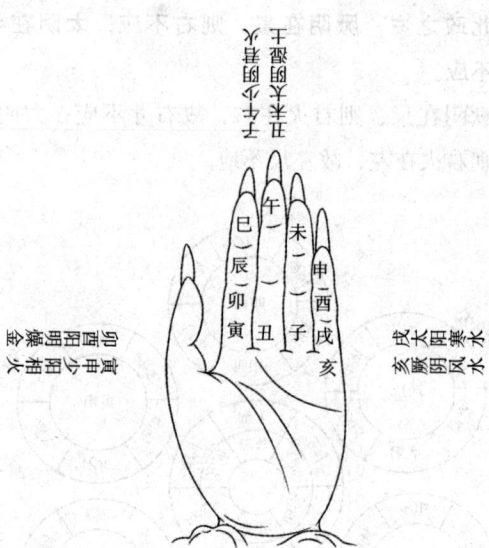

排山掌法图

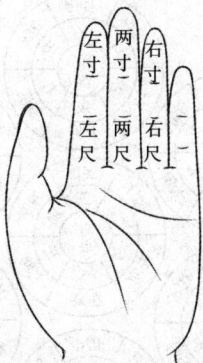

注：其法以南政子年起中指端，北政子年起中指根，俱逆行轮之。凡年辰所值之处，即其不应之位。如南政子年起中指端，即两寸不应。丑年左寸，寅年左尺，右数到底，皆南政不应之位。北政子年起中指根，如前右数到底，皆北政不应之位。

南北政指掌图

司天为上，其位在南，则面必北；其分左右，左西右东。

司天在上，故位南面北而命其左右之见。左，西也。右，东也。

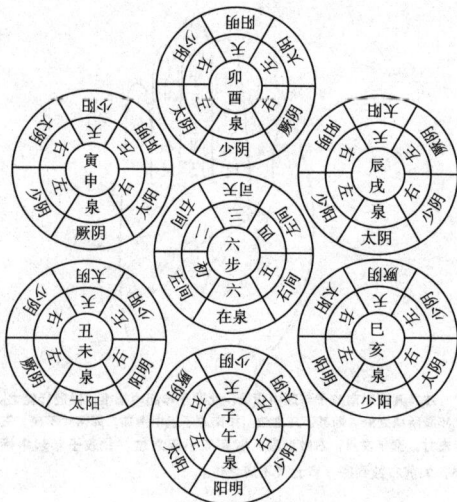

司天在泉左右间气图

司天歌

子午少阴为君火，丑未太阴临湿土。
寅申少阳相火王，卯酉阳明燥金所。
辰戌太阳寒水边，巳亥厥阴风木主。
初气起地之左间，司天在泉对面数。

在泉为下，其位在北，则面必南；其分左右，左东右西。

　　下者即言在泉，故位北面南而命其左右之见，是为在泉之左右间也。左，东也。右，西也。司天在泉，上下异而左右殊也。

　　按：右二节，阴阳六气，迭为迁转。如巳亥年厥阴司天，明年子午，则左间少阴来司天矣。又如初气厥阴用事，则二气少阴来相待矣。六气循环无已，此所以上下左右阴阳逆顺有异，而见气候之变迁也。

　　不应之位，皆少阴也。诸部不应，反诊较之。

　　脉来不应者，沉细而几于不可见也。不应之脉，皆在两寸两尺，一为手少阴心经，一为足少阴肾经也。凡南政之应在寸者，则北政应在尺；北政之应在寸者，则南政应在尺。反其诊者，谓南北相反而诊之，则或尺或寸之不应者，皆可见矣。或为覆病者之手而诊之则脉见，未尽其解也。值此不应之脉，乃岁运合宜，命曰天和之脉，不必求治。若误治之，反伐天和矣。

　　阴之所在，其脉不应。诸家之注按，谓六气以少阴为君，君象无为，故少阴所至，其脉不应。此说殊谬。夫少阴既为六气之一，又安有不主气乎？盖因《素问·至真要大论》言少阴不司气化，殊不知所言不司气化者，言君火不主五运之化，非言六气也。如子午之岁，上见少阴，则六气分主天地，各有所司，何谓不立岁气乎？且君为大主，岂寄空名于上者乎？夫三阴三阳者，天地之气也。如《素问·太阴阳明论》曰："阳者，天气也，主外；阴者，地气也，主内。故阳道实，阴道虚。"自然之道也。第以日月证之，则日为阳，其气常盈。月为阴，其光常缺，是以潮汐之盛衰，随月消长，此阴道当然之义，为可知矣。人之经脉，即天地之潮汐也。故三阳所在者，脉无不应，气之盈也。三阴所在，脉有不应者，以阳气有不及，气之虚也。而三阴之中，又惟独居乎中，又阴中之阴也。所以少阴所在为不应，盖亦应天地之虚耳。

南政

少阴司天，甲子、甲午二年，两寸脉不应。

少阴在泉，己卯、己酉二年，两寸脉不应。

太阴司天，己丑、己未二年，左寸脉不应。

太阴在泉，甲辰、甲戌二年，左尺脉不应。

厥阴司天，己巳、己亥二年，右寸脉不应。

厥阴在泉，甲寅、甲申二年，右尺脉不应。

北政

太阴司天，（乙丁、辛癸）丑未八年，左尺脉不应。

太阴在泉，（丙戊、庚壬）辰戌八年，左寸脉不应。

厥阴司天，（乙丁、辛癸）巳亥八年，右尺脉不应。

厥阴在泉，（丙戊、庚壬）寅申八年，右寸脉不应。

少阴司天，（丙戊、庚壬）子午八年，两尺脉不应。

少阴在泉，（乙丁、辛癸）卯酉八年，两寸脉不应。

《灵枢·禁服》曰："寸口主中，人迎主外，两者相应，俱往俱来，若引绳大小齐等，春夏人迎微大，秋冬寸口微大，如是者名曰平人"。夫曰微大，则脉之和可知矣。《素问·至真要大论》曰："帝曰：阴之所在，寸口何如？"夫使阴脉来现，沉而不应，则与大小齐等之义拂矣。五运以甲己土运为尊，六气以少阴君火为尊。凡脉之司天在泉不应者，皆以少阴而论之。故北政之岁，人气面北，而寸北尺南，地左间之气在右寸，右间之气在左寸；天左间之气在右尺，右间之气在左尺。故乙卯、乙酉、丁卯、丁酉、辛卯、辛酉、癸卯、癸酉乃少阴在泉也，则两寸之脉俱不应。而北政少阴在泉，亦两寸不应者，乃从君不从臣也。故不以尺为主，而以寸为主耳。《运气全书》所谓依南政而诊尺寸者是也。北政之岁，丙寅、丙申、戊寅、戊申、庚寅、庚申、壬寅、壬申乃厥阴在泉，其左间则少阴，右间则太阳也，宜右寸之脉不应。北政厥阴在泉，亦右寸之脉不应者，亦从君而不从臣也。故不以尺为主，而以寸为主耳。北政之岁，丙辰、丙戌、戊辰、戊戌、庚辰、庚戌、壬辰、壬戌太阴在泉，其左间则少阳，右间则少阴也，宜左寸之脉不应。南政太阴司天，则左寸不应，北政太阴在泉，而亦左寸不应者，从君而不从臣也。若使北政三阴司天而不在泉，则其不应者，不在寸而在尺矣。故曰："北政之岁，三阴在下，则寸不应；若三阴在上，则尺不应者此也"。南政之岁，如甲子、甲午乃少阴司天，则两寸之脉俱不应，如前所云者是也。南政之岁，如己巳、己亥乃厥阴司天，其左间则少阴，右间则太阳，宜右寸之脉不应，如前所云者是也。南政之岁，如己丑、己未乃太阴司天，其左间则少阳，右间则少阴，宜左寸之脉不应，如前所云者是也。若使南政三阴在泉而不司天，则其不应者不在寸而在尺矣。故曰："南政之岁，三阴在天，则寸不应；若三阴在泉，则尺不应者此也。"所谓诸不应者，即南北二政而相反以诊之，则南政主在寸者，北政主在尺；而南政主在尺者，北政主在寸，则其脉自明矣。

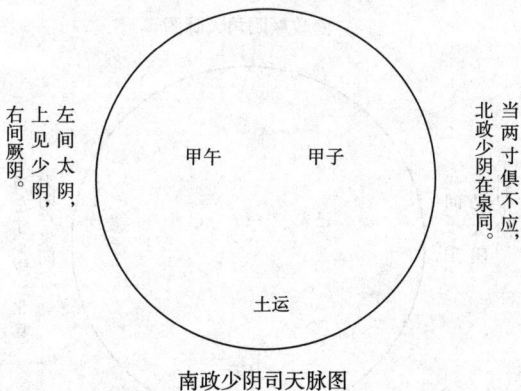

左间太阴，
上见少阴，
右间厥阴。

当两寸俱不应，
北政少阴在泉同。

甲午　　　甲子

土运

南政少阴司天脉图

己亥　　　己巳

土运

左间少阴，上见厥阴，右间太阳。

当右寸不应，北政厥阴在泉同。

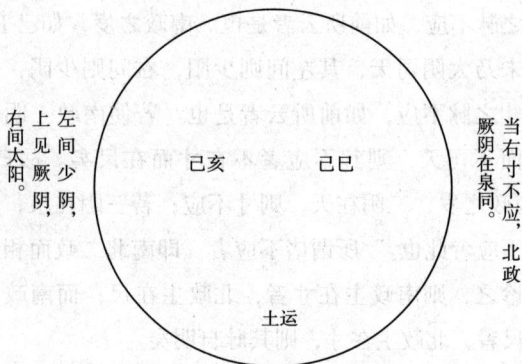

南政厥阴司天脉图

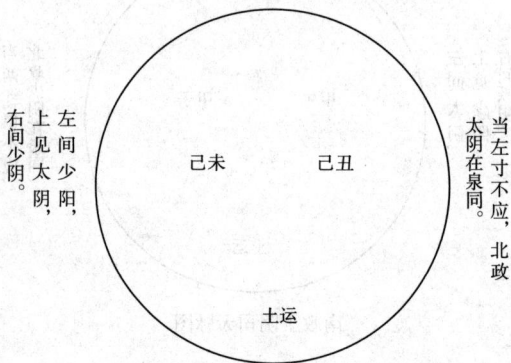

己未　　　己丑

土运

左间少阳，上见太阴，右间少阴。

当左寸不应，北政太阴在泉同。

南政太阴司天脉图

右间厥阴，
少阴在下，
左间太阴。

当两尺俱不应，北
政少阴司天同。

己酉　　　己卯

土运

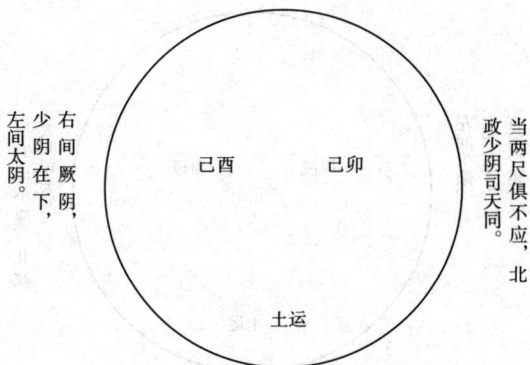

南政少阴在泉脉图

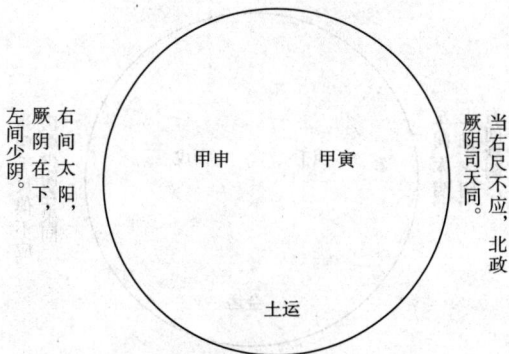

右间太阳，
厥阴在下，
左间少阴。

当右尺不应，北政
厥阴司天同。

甲申　　　甲寅

土运

南政厥阴在泉脉图

甲戌　　　甲辰

土运

当右尺不应，北政太阴司天同。

左间少阳，太阴在下，右间少阴。

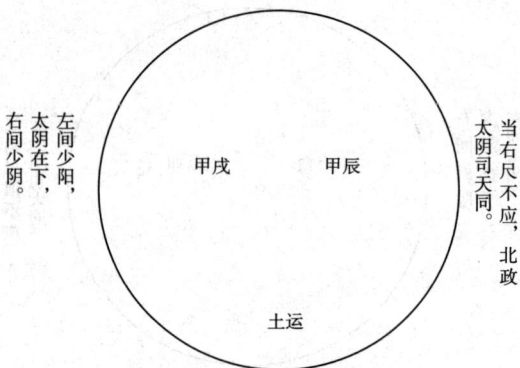

南政太阴在泉脉图

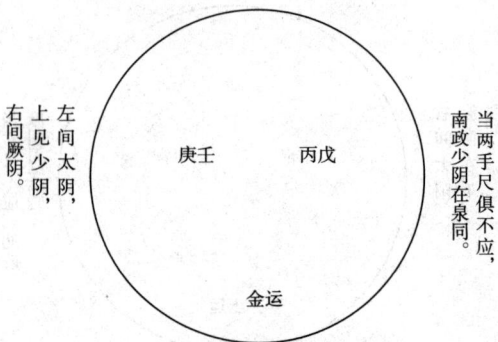

庚壬　　　丙戌

金运

当两手尺俱不应，南政少阴在泉同。

左间太阴，上见少阴，右间厥阴。

北政少阴司天脉图

辛癸　　乙丁

巳亥

火运

右间太阳。
上见厥阴，
左间少阴，

当左尺不应，南政厥阴在泉同。

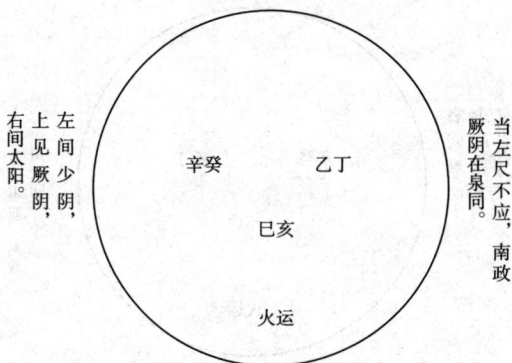

北政厥阴司天脉图

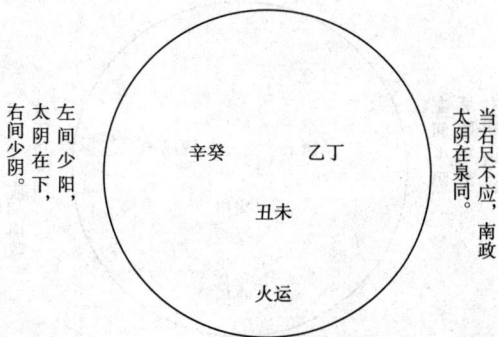

辛癸　　乙丁

丑未

火运

右间少阴。
太阴在下，
左间少阳，

当右尺不应，南政太阴在泉同。

北政太阴司天脉图

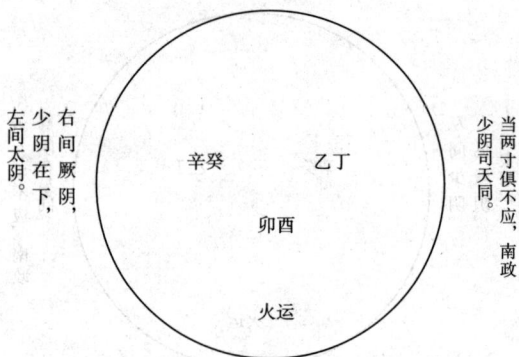

北政少阴在泉脉图

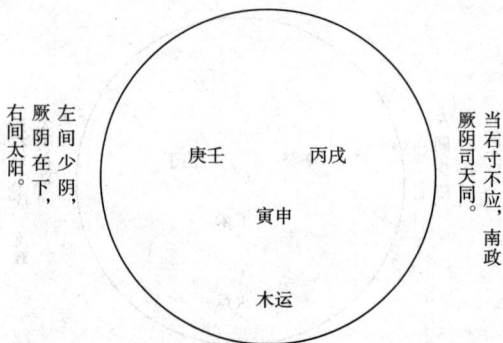

北政厥阴在泉脉图

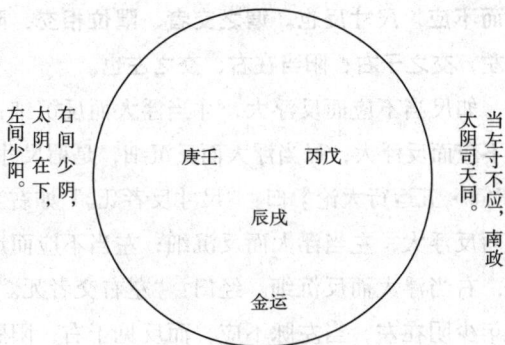

北政太阴在泉脉图

《素问·五运行大论》曰："不当其位者病，迭移其位者病止。"南政少阴司天在泉，北政少阴司天在泉，曰"失守其位者危。"论南北二政内行运法甲已为南政，余四运为北政。南政司天在泉，皆行土运。其余北政，皆以在泉行运。如北政巳亥厥阴司天，则行在泉少阳火运。又如寅申少阳司天，则行在泉厥阴北运。余仿此。惟有北政，辰戌年太阳司天，当行在泉土运，缘北政以臣不敢行君之令，故行金运，是土之子，以足木火金水之四运焉。

尺寸反死，阴阳交危。谓之反者，不应而应，

应而不应，尺寸反也。谓之交者，隅位相交，阴当在左，交之于右；阳当在右，交之左也。

如尺当不应而反浮大，寸当浮大而反沉细；寸当不应而反浮大，尺当浮大而反沉细，是谓尺寸反。《素问·五运行大论》曰："尺寸反者死。"如右当不应而反浮大，左当浮大而反沉细；左当不应而反浮大，右当浮大而反沉细。经曰："左右交者死。"如其年少阴在左，当左脉不应，而反见于右；阳脉本在右，而反互移于左；是少阴所易之位，非少阳则太阳脉也。故曰："阴阳交，交者死。"惟辰戌丑未寅申巳亥八年有之。如其年少阴在尺，当尺不应，而反见于寸；阳本在寸，而反移于尺。故曰："尺寸反，反者死。"惟子午卯酉年有之。然必也尺寸俱反，阴阳俱交，始为危殆。若但本位当应而不应者，乃阴气之不应也，止疾而已，不在阴阳交、尺寸反之例，不可胶柱鼓瑟也。

当两寸不应。今两寸反不应，两尺反应，主死。

左间太阴，少阴司天，右间厥阴。

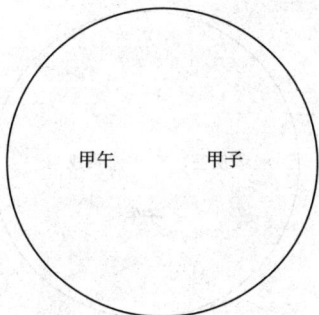

甲午　　甲子

南政少阴司天尺寸反者图

当两尺不应。今两尺反应，两寸反不应，主死。

右间厥阴，少阴在泉，左间太阴。

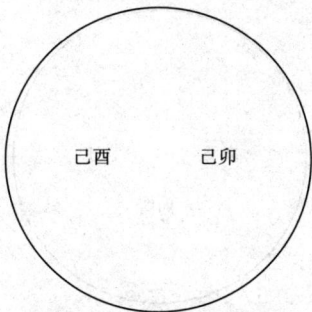

己酉　　己卯

南政少阴在泉尺寸反者图

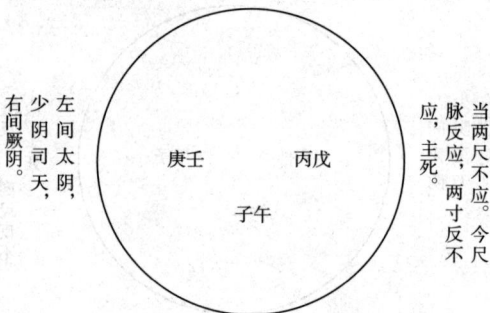

北政少阴司天尺寸反者图

（图周文字）
左间太阴，
少阴司天，
右间厥阴。

庚壬　　丙戊
子午

当两尺不应。今尺
脉反应，两寸反不
应，主死。

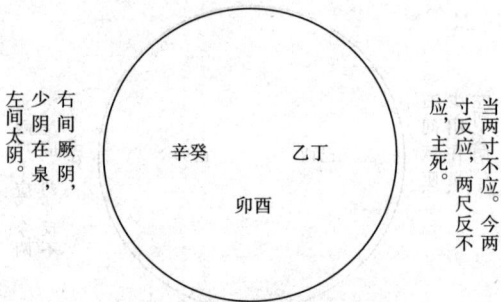

北政少阴在泉尺寸反者图

（图周文字）
右间厥阴，
少阴在泉，
左间太阴。

辛癸　　乙丁
卯酉

当两寸不应。今两
寸反应，两尺反不
应，主死。

　　《素问·天元纪大论》曰："尺寸反者死。"止以
南北二政少阴司天在泉论。

己亥　　　　己巳

当右寸不应。今右尺反应，左寸反不应，是少阴太阳互交也，主死。

左间少阴，厥阴司天，右间太阳。

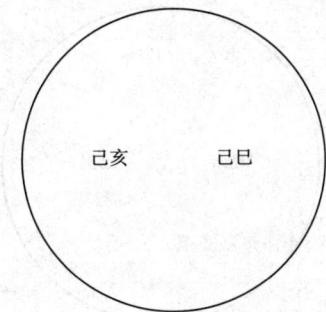

南政厥阴司天阴阳交者图

甲申　　　　甲寅

当左尺不应。今右尺不应，左尺反应，是少阴太阳互交也，主死。

左间太阳，厥阴在泉，右间少阴。

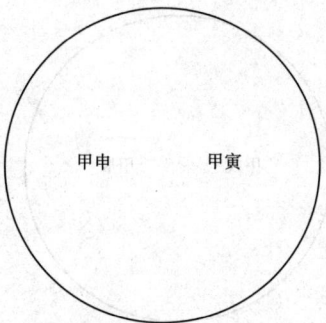

南政厥阴在泉阴阳交者图

当左寸不应。今右寸
反不应，左寸反应，
是少阳少阴互交也，
主死。

左间少阳，
太阴司天，
右间少阴。

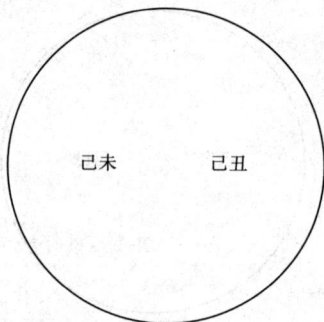

己未　　　己丑

南政太阴司天阴阳交者图

当右尺不应。今右
尺反应，左尺反不
应，是少阳少阴互
交也，主死。

右间少阴，
太阴在泉，
左间少阳。

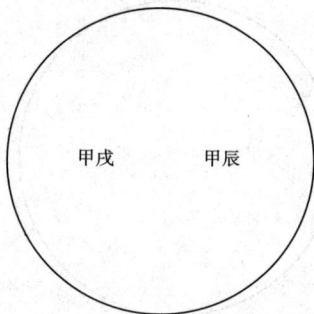

甲戌　　　甲辰

南政太阴在泉阴阳交者图

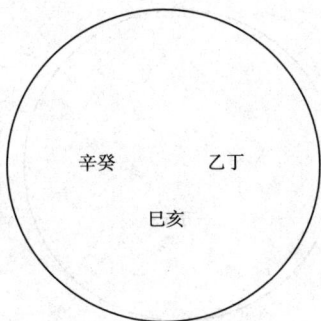

当左尺不应。今左尺反应，右尺反不应，是少阴太阳互交也，主死。

左间少阴，厥阴司天，右间太阳。

辛癸　　乙丁

巳亥

北政厥阴司天阴阳交者图

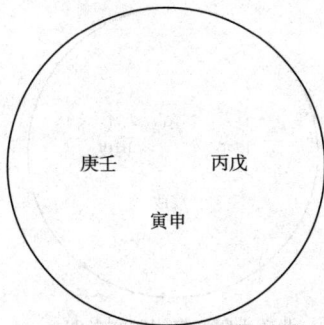

当右寸不应。今右寸反应，左寸反不应，是少阴太阳互交也，主死。

右间太阳，厥阴在泉，左间少阴。

庚壬　　丙戊

寅申

北政厥阴在泉阴阳交者图

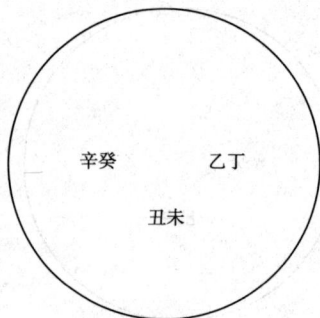

当右尺不应。今右尺反应，左尺反不应，是少阳少阴互交也，主死。

左间少阳，太阴司天，右间少阴。

辛癸　　乙丁

丑未

北政太阴司天阴阳交者图

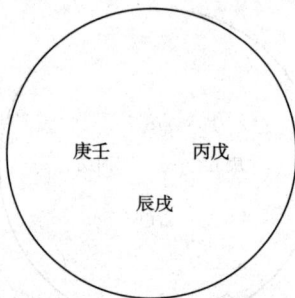

当左寸不应。今左寸反应，右寸反不应，是少阳少阴互交也，主死。

右间少阴，太阴在泉，左间少阳。

庚壬　　丙戊

辰戌

北政太阴在泉阴阳交者图

《素问·五运行大论》曰："阴阳交者死。"除少阴司天在泉，止以厥阴、太阴司天在泉论。详按后世诸图，悉宗仲景，然多不合经旨，未知果出仲景否也。若他书有图无说，其义益晦，余一以经旨为主而补之。

运气相合

太过有余之岁

土运甲岁，水运丙岁，火运戊岁，金运庚岁，木运壬岁。

不及不足之纪

水运辛岁，火运癸岁，土运己岁，金运乙岁，木运丁岁。

天符说

天符者，假如丙戌岁，丙辛水运，岁之本位辰戌，太阳寒水司天，司天是水，又合水运，故曰天符。

岁会说

岁会者，谓运与岁相会。假如甲已化土运，而遇辰戌丑未岁是也。余仿此推之。

同天符

太过之运，加地气曰同天符。假如庚子、庚午年，运同地燥金。

同岁会

不及之运，加地气曰同岁会。假如辛丑、辛未年，运同寒水。

顺化诀

天气生运曰顺化。假如甲子年，甲已化土，子午少阴君火，火下生土运。余仿此推之。

天刑诀

天气克运曰天刑。假如庚子年，乙庚化金，子午少阴君火，火下克金运。余仿此推之。

小逆诀

运生天气曰小逆。假如壬子、壬午年，丁壬化木，子午少阴君火，木上生下火。余仿此推之。

不和诀

运克天气曰不和。假如丙子、丙午，丙丁俱是三江水，子午君火，水上克下火。余仿此推之。

太乙天符

天符岁会相合曰太乙天符。戊午、乙酉、己未、己丑，六十年有此四年太乙天符。

支德符

运与四孟月同曰支德符。假如寅属木，春孟月也，壬寅岁水运临之。巳属火，夏孟月也，癸巳年火运临之。六十年有此四年。余仿此。

干德符

运与交司日相合曰干德符。甲与己、乙与庚之类。一年遇此二干，天地德合，则为平气之岁也。

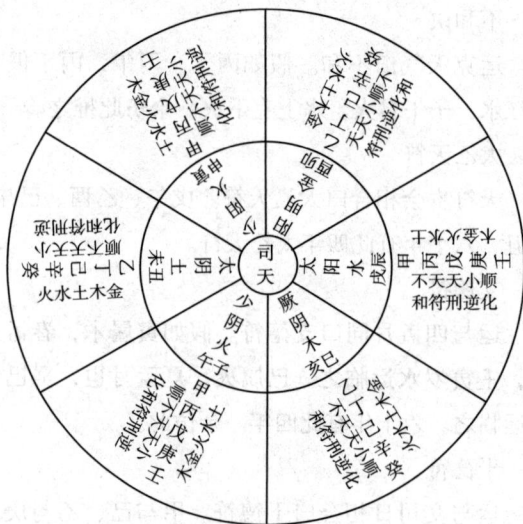

六十年中纪运歌，运克气者为不和。
气如生名顺化，运被气克天刑多。
小逆见之运生气，气合则天符过。

六十年气运相临之图

司天

太阳

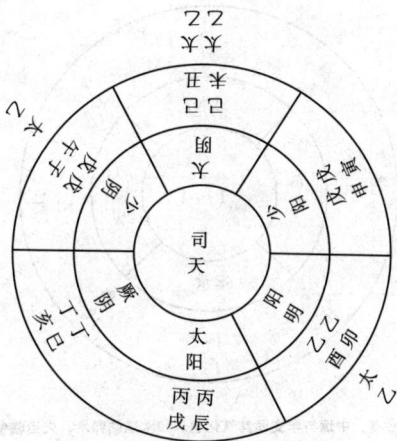

注：天符者，中运与司天相符也。如丁年木运，上见厥阴风木司天，即丁巳之类共十二年。太乙天符者，如戊午年以火运火支，又见少阴君火司天，三合为治也，共四年。

天符之图

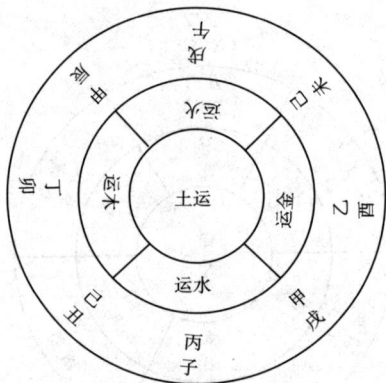

注：岁会者，中运与年支同其气化也。如木运临卯木，火运临午火之类，共八年。

按：八年之外，有四年壬寅皆木，庚申皆金，是二阳年，癸巳皆火，辛亥皆水，是二阴年，亦是运与年辰相会，而不为岁会者，谓不当四年正中之会故也。除二阳年，则癸巳、辛亥二阴年虽不名岁会，亦上下五行相佐，皆为平气之岁，物在脉应，皆必合期，无先后也。

岁会之图

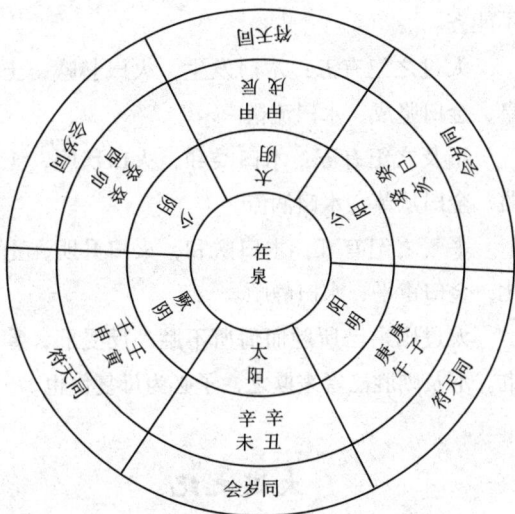

注：同天符同岁会者，中运与在泉合其气化也。阳年曰同天符，阴年曰同岁会。如甲辰年阳土运，而太阴在泉，则为同天符；癸卯年阴火运，而少阴在泉，则为同岁会。共十二年。

同天符同岁会图

六气加临上下

五运六气，相摩相荡，上加下临，六十年之纪

不能齐。

太过之纪有五：木曰发生，火曰赫曦，土曰敦阜，金曰坚成，水曰流衍。

不及之纪有五：木曰委和，火曰伏明，土曰卑监，金曰从革，水曰涸流。

平气之纪有五：木曰敷和，火曰升明，土曰备化，金曰审平，水曰静顺。

太过则乘己所胜而侮所不胜，反受邪，寡于畏也。不及则胜己者来欺之，子必为母复仇也。

太过之纪

木曰发生之纪（生气宣发）

谓壬子、壬午、壬寅、壬申、壬辰、壬戌六年也。岁木太过，风气流行，脾土受邪，偃木飞砂，草木早生，岁星明见。民病腹痛，濡泄饮食，上走两胁，膈噎不通，胃脘当心而痛，甚则忽忽眩冒巅疾。

火曰赫曦之纪（阳光盛明）

谓戊子、戊午、戊寅、戊申四年也。岁火太过，热气流行，肺气受邪，阴欬沸腾，山川赤地，荧惑星明见。民病咳逆喘嗽，肺痿寒热，血溢血泄，甚则身热肤痛。

土曰敦阜之纪（土余高厚）

谓甲子、甲午、甲寅、甲申、甲辰、甲戌六年也。岁土太过，湿气流行，肾水受邪，淫雨水潦，田蚊土驹，镇星明见。民病七疝鹜溏，甚则腹大肿满。

金曰坚成之纪（气爽成物）

谓庚辰、庚戌二年也。岁金太过，燥气流行，肝木受邪，草木晚生，不时霜降，太白星明见。民病胁痛善恐，如人将捕之状，甚则皮肤皱揭。

水曰流衍之纪（流行洋溢）

谓丙子、丙午、丙寅、丙申、丙辰、丙戌六年也。岁水太过，寒邪流行，心火受邪，雪霜凛冽，水泽水坚，辰星明见。民病心悬如病肌，坚痞甚痛，甚则厥逆禁固。

不及之纪

木曰委和之纪（委屈少用）

谓丁丑、丁未、丁卯、丁酉四年也。岁木不及，燥气妄行，肝反受邪，草木晚生，黄落凋陨，太白光芒。民病胁痛支满。复则火令大举，肺气受制，民病咳逆唾血。

火曰伏明之纪（阳气潜藏）

谓癸丑、癸未、癸卯、癸酉四年也。岁火不及，寒气妄行，心反受邪，雪霜时降，寒气凛冽，辰星光芒。民病吐痢腥秽，食已不饥。复则温令大举，肾水受制，民病膝痛胫肿。

土曰卑监之纪（监化权弱）

谓己卯、己酉、己巳、己亥四年也。岁土不及，风气妄行，脾反受邪，雨水愆期，大风数举，肝木受制。民病胁痛。

金曰从革之纪（从顺革易）

谓乙巳、乙亥二年也。岁金不及，热气妄行，肺反受邪，草木焦黄，天暑地热，荧惑光芒。民病肺痿寒热咳血。复则寒令大举，心火受制，民病厥心痛。

水曰涸流之纪（流注干涸）

谓辛丑、辛未、辛巳、辛亥四年也。岁水不及，湿气妄行，肾反受邪，阴雨淋溃，雪霜晚降，镇星光芒。民病膝痛胫肿。复则风令大举，脾土受制，腹痛濡泄。

平气之纪

木曰敷和之纪（布和荣物）

谓丁巳、丁亥二年也。木本不及，上逢天符助之，得其平也。气化均，民病少。

火曰升明之纪（火气高明）

谓戊辰、戊戌二年也，火木太过，上逢天刑克之，而得其平也。癸巳、癸亥二年，火本不及，上逢顺化，天气生之，助而得其平也。气化均，民病少。

土曰备化之纪（广被化气）

谓己丑、己未二年也。上逢太乙天符助之，得其平也。气化均，民病少。

金曰审平之纪（气清平定）

谓庚子、庚午二年也，上逢君火。庚寅、庚申二年，上逢相火，天刑克之，减而得其平也。乙丑、乙未二年，上逢顺化生之。乙卯年逢天符，乙酉年逢太乙天符助之，得其平也。气化均，民病少。

水曰静顺之纪（体清顺物）

谓辛卯、辛酉二年也。上逢顺化生之，得其平也。气化均，民病少。

天符岁会　太乙天符
平不及　静顺润流
太过发生
阳木
阴火
阴金
阳土
太过赫曦
甲乙丙丁戊己庚辛壬癸
阳水　阴水
平不及　升明伏明
敦阜不及
平不审平伏明
太过流衍
委和平不及
天符岁会

注：发生、委和、敷和角，赫曦、伏明、升明微，敦阜、卑监、备化宫，流衍、涸流、静顺明[①]，坚成、从革、审平商，太过不及平气纪。

太过不及平运之图

注：此图上者右行，下者左行，自初至终，乃为地之主气，静而守位者也。

地理之应六节图

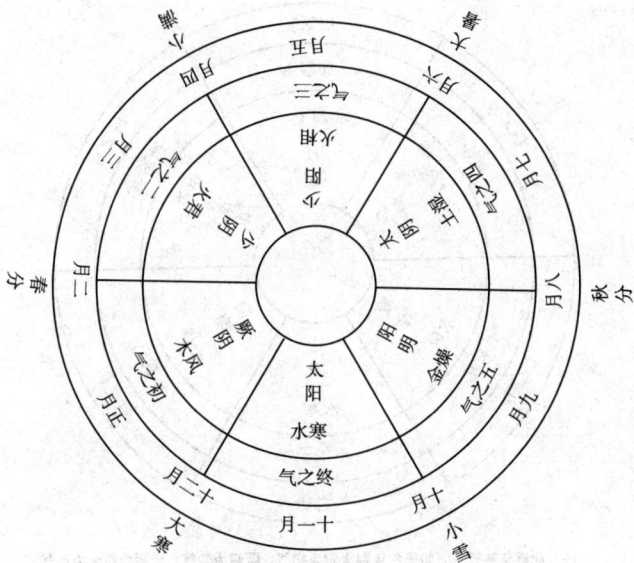

注：此逐年主气之位次也。六气分主四时，岁岁如常，故曰主气。

逐年主气图

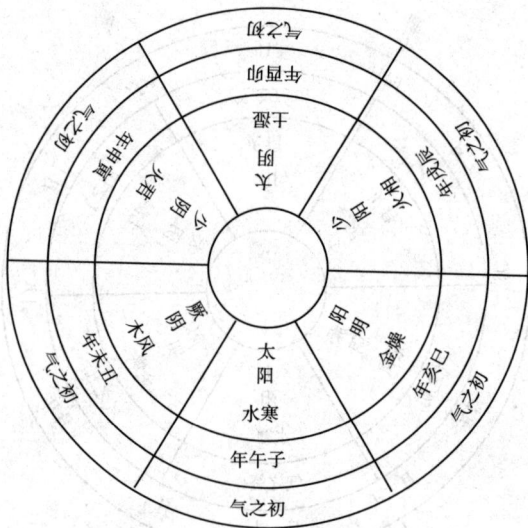

注：此逐年客气也。如子午年则太阳为初气，厥阴为二气，少阴为司天为三气，太阴为四气，少阳为五气，阳明为在泉为六气。丑未年则厥阴为初气，以次而转。余可仿此类推也。

逐年客气图

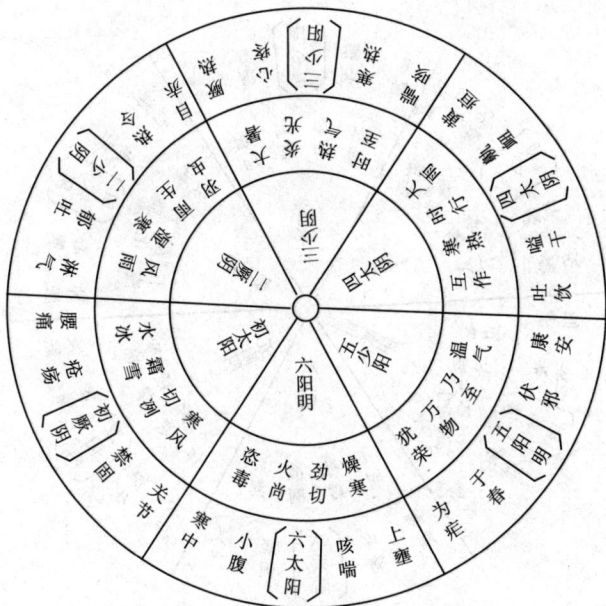

子午二年客气定局热化之图

丑未二年客气定局湿气之图

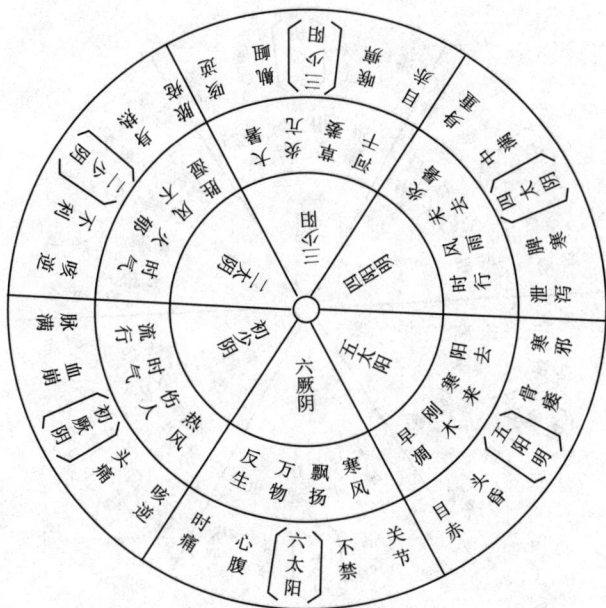

寅申二年客气定局火化之图

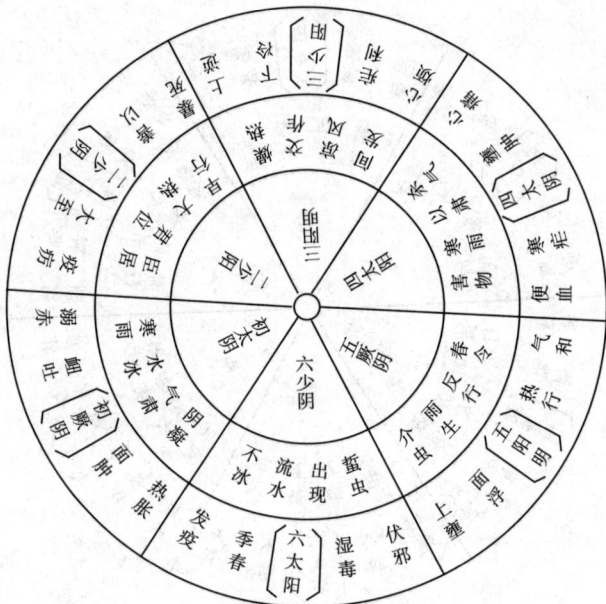

卯酉二年客气定局燥化之图

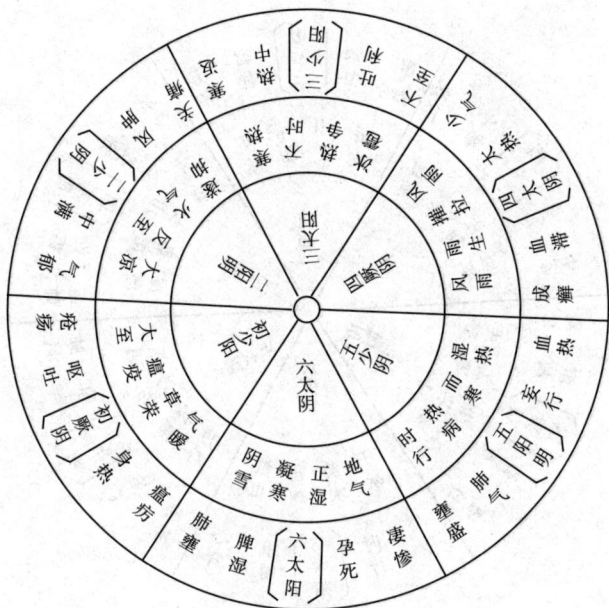

辰戌二年客气定局寒化之图

巳亥二年客气定局风化之图

此六气分合六部时日诊候之图，家先生所自定者也，实具六气至理，乃古今未发之秘，须精思而熟玩之。

以平治之纪为例，若太过之纪，其气未至而至，从节前十三日为度。不及之纪，其气至而未至，从节后十三日为度。太过之岁，从左尺浮分起立春；不及之岁，从左关中分起立春。依次而推之，清心调息，逐部细究，则时令之病，可以前知。诊得六部俱平则已，若有独大独小，独浮独沉，独长独短，与各部不同，依图断之，无不验者。假如左关中候脉独弦大，已知雨水后惊蛰边有风热之病，盖弦主风而大主热也，且左关又为风木之令故也。如右尺沉分脉独缓滞而实大，已知芒种后夏至边有湿热之病，盖缓滞主湿，而实大主热。若缓滞而虚大，乃湿热相火为患，盖缓滞为湿，而虚大为相火也。且在沉分，沉亦主湿，又在相火之位故也。久病之人，六脉俱见浊滞，惟右寸中候脉来从容和缓，清净无滞，已知霜降后冬至边必愈。盖中候而从容和缓，为胃气之佳脉。且右寸为肺金之位，土来生金故也。余仿此而精推之，百不失一矣。

六气分合六部时日诊候之图（一）

右	浮	中	沉	主气
寸	立冬五日	霜降十日	寒露十五日	五之气阳明燥金
关	白露五日	处暑十日	立秋十五日	四之气太阴湿土
尺	小暑五日	夏至十日	芒种十五日	三之气少阳相火

（浮部上接：寸—小雪十五日、关—秋分五日、尺—大暑五日）

六气分合六部时日诊候之图（二）

左	浮	中	沉	主气
寸	立夏五日	谷雨十日	清明十五日	二之气少阴君火
关	惊蛰五日	雨水十日	立春十五日	初之气厥阴风木
尺	小寒五日	冬至十日	大雪十五日	终之气太阳寒水

（浮部上接：寸—小满十五日、关—春分五日、尺—大寒五日）

卷九　医案

小序

医之有案，如弈者之谱，可按而覆也。然使失之晦与冗，则胡取乎？家先生之医案等身矣，语简而意明，洵足以尽脉之变。谨取数十则殿之，由此以窥轩岐之诊法焉，千百世犹旦暮也。

真热假寒案

新安吴文邃，眩晕者三载，战栗恶寒，居帏帐之内，数妾拥之，当五月而向火。姜、桂屡投，病势日剧。千里延余。为诊其脉，浮之细小，沉之搏坚。是郁火内伏，不得宣越也。以山栀三钱，黄连二钱，黄柏一钱五分，柴胡一钱，甘草五分，生姜五片，乘热亟饮之。移时而恶寒少减，再剂而辍去火炉，逾月而起。更以六味丸加知、柏，人参汤送，两月全安。所以知文邃病者，虽恶寒而喜饮热汤，虽脉细而按之搏指，灼然为内真热而外假寒，热极反兼胜己之化。以凉药热饮者，内真寒而外假热之剂也。

胫膝肿痛案

制台张石林，胫膝肿痛，赤如涂丹。用槟榔、木通、牛膝、苡仁等药，继用苍术、黄柏，毫末无功。余诊之曰："尺大而软，责在少阴。"遂用人参、地黄各三钱，麦冬二钱，丹皮、牛膝、枸杞各三钱，沉香一钱。连服四剂瘥减，二月而康复。

气湿下陷案

苏松道尊高玄圃，神气不充，两足酸软。或与安神壮骨，或与补肾养阴，或与清热去湿，卒不效也。召余诊之。六脉冲和，独有中州涩而无力。是土虚不能制水，湿气注于下焦。以补中益气汤加苍术，旬日即愈。夫脉虚下陷之证，误服牛膝、苡仁、黄柏等下行之剂则愈陷，此前药所以无功也。

臂痛案

车驾郎赵讳昌期，两臂痛甚，两手灼热。诸医皆谓脾主四肢，与之清胃健脾，至三日而溺色如泔。余曰："六脉俱涩，喉有喘呼。《内经》云：'肺所生病者，上气喘满，臂痛，掌中热，溺色变。'今诸证咸显，若合符节。"遂与枳壳、桔梗各三钱，茯苓、知母各二钱，甘草一钱。一剂而痛减，再剂而溺清，三剂且霍然矣。

痰气胶固案

太常卿胡慕东，形神俱劳，十昼夜目不得瞑。自服归脾汤数剂，中夜见鬼，更服苏合丸无功。余曰："脉大而滑，痰气胶固也。"二陈汤加枳实、苏子，两日进四剂，未获痊可。更以人参汤送滚痰丸，下痰积甚多，因而瞑眩，大剂六君子汤，服一月乃安。

食厥案

内臣赵荣庵，忽然昏仆，胸腹硬满，气口独强，此食厥也。以枳实、橘红二两，煎汤四碗，加食盐少许，探吐颇多。更用香砂平胃散，数剂始安。

女子之疝案

沔阳州学宪钱长玉夫人，腹痛肠鸣，或以怒伤肝气治，或以虫积血积治。余往视之身伛偻而气喘呼，脉弦而细，此女子之疝也。青木香、广木香各一钱五分，川楝子、木通、肉桂、茴香各一钱，当归、甘草各八分。一剂知，四剂已。

肝肾两亏案

新安吴声宏，荒于酒色，起立辄眩仆。余诊之，两尺如烂绵，左关弦且急。病得之立而使内，筋与骨并伤也。声宏鼓掌曰："先生胸中有镜，指下有神，古之扁仓勿是过也，幸善以救吾。"与草薢蠲痹汤加龟板、虎骨、鹿茸，服两旬而痛若失。

呕血案

维扬孝廉王伟然，喜读书，不以寒暑废。忽呕血碗，许不药而愈。偶坐谈次，乞余诊视。余曰："尊恙虽愈，元本日亏，须兢兢保任，过长夏乃安耳。"伟然不以余言为意。余谓其弟张甫曰："今长公神门欲脱，水不胜火，炎赫之令，将不禄矣。"张甫曰："尚可图否？"余曰："阳躁而不鼓，阴衰而欲绝，虽有智者，靡所适从。"果至六月十九日呕血而绝。

伤寒汗后案

丹阳邑尊王维凝，染患伤寒，汗下后邪已解矣，时时灼热。或曰："汗后不为汗衰，邪气深重。"禁其饮食，且与清剂。困倦已极，求治于余。诊其脉小，按其腹濡。此邪气已尽，正气未复，谷气不加，阳明失养，非病也，饥也。病者不能言，但首肯不已。以糜粥徐徐进之，日进五六次。居五日，弗药而愈。

昏倦不食案

吴门金宪郭履台，春秋已高，少妾入房，昏倦不食。医者咸知其虚，投补中汤加姜、桂，不效。遣使迎余。兼夜而往视之，目不能瞬，口不能言，肌体如烙。或谓此人参、姜、桂之毒也。余捧腹曰："脉大而鼓，按之如无，真气欲绝，正嫌病重而药轻耳。"遂以人参三两、熟附三钱煎液，半日饮尽，目乃大开。再作剂如前，至旦日饮尽，口能言矣。数日而神气渐复，更以大剂补中，兼服八味丸计五十日而起。

足疮浸淫案

相国方禹修，足疮浸淫，绵延三载。若解毒。若燥湿，若清热祛风，靡不遍尝，而势不少衰。余曰："脉大无力，气虚之候也。气虚则下陷，日与疏利，有愈趋而愈下矣。"以补中益气加萆薢、苍术服，外以当归白术膏和二妙散涂之，脓水渐干。更以六味丸加苍术、黄柏，间服一载而愈。

木郁化火案

新安吴修予令侄，烦躁发热，肌体骨立，沉困着床，目不得瞑者已三年矣。大江以南，迎医几遍，求一刻安卧，竟不可得也。余诊其肝脉沉而坚，此怒火久伏，木郁宜达也。以柴胡五钱，白芍药、丹皮、栀子各三钱，甘草、桂枝各五分。日晡方进剂，未抵暮而熟寐，至旦日午后未寤。伊兄衷伯大为忧惧。余曰："卧则魂归于肝，三岁不归，疲劳已极，譬如久热得凉，乐而忘返，无庸也。"至夜分方醒，喜不自禁。遗书致谢曰："积患沉深，揣无生理，三年之疾，一剂而起之，人非木石，刻骨感衷，当与江河俱永耳。"

目眩案

相国方禹修夫人，触于惊恐，身霭霭如在车船，开目则眩，起立欲仆。众议补虚化痰，屡投弗效。余为察脉，左独沉牢。是惊气入心，蓄血为祟。用大黄、穿山甲、归尾、桃仁、降真、苏木、郁金，一剂而血下，再剂而复下数升，寻愈。

心脾耗伤案

邵武邑宰何金阳令郎，久耽书癖，昕夕穷神，而不自节。气暴阴伤，形瘁于劳，精摇于梦，汗出乎寐，而柴栅其中。饵药历岁，毫末无功。不远数千里，以乞刀圭，余比至而病益进矣。诊其脉，大而数，按之极软。此中气积虚，反为凉剂所苦。乃以归脾汤入桂一钱、人参五钱，当晚得熟寐。居二十日而汗敛精藏。更以还少丹与补中益气间服，数月而康。

肺绝案

南都许轮所孙女，十八岁，患痰喘羸弱。四月初诊之，手太阴脉搏指，足少阴脉如烂绵，水衰而火乘金也。余曰："金以火为雠，今不浮涩而反洪大，贼脉见矣。肾水不能救，秋令可忧。至八月初五日诊之，肺之洪者变而为细，肾之软者变而为大。岁在戊午，君火司天，法当两尺不应。今尺当不应而反大，寸当浮大而反细。经曰：'尺寸反者死。'况肺脉如丝，悬悬欲绝。经云：'脉至悬绝，十二日死。'予之短期，当在十六日。然安谷者逾期，不安谷者不及期，以食不断，故当逾期。况十六、十七二日皆金。助其一线之气，安得遽绝！十八日交寒露节，又值火日。经曰：'手太阴气绝，丙日笃，丁日死。'寅时乃气血注肺之时，不能注则绝，必死于十八日寅时矣。"轮所闻之，潸然泪下，以为能食，犹不肯信。果至十八日未晓而终。

胀满案

闽中周东志，形羸善饭，忽胀满。众皆泥其食太多，不能运化治以槟、枳、楂、芽、神曲、厚朴，胀势转增。余以其右手洪滑，知为胃火，用石膏、黄连、山栀、木香、陈皮、酒蒸大黄，二剂而胀止。

泄泻案

闽中太学张仲辉，纵饮无度，兼嗜瓜果，忽患泄泻，自中夜至黎明，洞下二十余次。先与分利，不应。继与燥剂，转见沉剧。余以其六脉俱浮，因思经云："春伤于风，夏生飧泄。"非大汗之，不能解也。麻黄、升麻、干葛、甘草、生姜煎服。原医者笑云："书生好奇，妄行险峻。麻黄为重剂，虽在伤寒，且勿轻用，斯何证也，而以杀之耶！"仲辉惑之。已而困甚，叹曰："吾命将尽，姑服此剂，以冀万一。"遂服而取汗，泄泻顿止。

痨瘵案

白下姚越甫，乙卯秋二子俱以痨瘵毙，悲痛不已。蒸热咳嗽，两目不明，腰肢无力，口吐清涎，唇有白点。或与滋阴，或与开郁，或与补中，或与清火，药无遗用，病日益深。夜梦亡父语之曰，汝病已深，时医束手，非士材先生不能疗也。醒时漏下四鼓，张灯扣门乞治。余诊视之，左脉数大无伦，右脉沉缓无力。此为传尸，有恶虫蚀藏，若不取去，决无生理。为治加味芎归血余散加甘遂、天灵盖，共为末，以东引桃枝煎汤。于八月初二天未明时，空心调服。至辰巳时，下虫如小鼠者三枚，两头尖者数枚。以病者困顿，亟与人参一两煎服。薄暮又服参一两。明日四鼓，更以没药减半服，又下两头尖虫数枚。所下之虫，烈火煅过，雄黄末研匀，入瓶封固，埋于僻地绝人行处。另用峻补，半载渐瘥。

腹痛案

江右给谏晏怀泉如夫人，盛暑腹痛，自汗淋漓。治之以清火行气，俱无当也。余诊其左脉涩，右脉濡。此气弱不能营运，血因以阻耳。与参、芷、姜、桂、桃仁、归尾、苏木、玄胡索、郁金，二剂而痊。当盛暑而行姜、桂，舍时从证也。

歧视案

吏部少宰蒋恬庵，目中歧视，手足麻痹。或滋阴，或补土，或化痰，汤液屡更，迄无功验。余诊其寸口独大，两尺独清，是心肾不交也。以六味地黄丸料配补心丹作煎液，计进六剂而歧视收，一月而麻痹释然。更以十全大补丸服数斤，遂不复发。

肌体痒麻案

给谏章鲁斋，肌体痒且麻，逾三日乃发黑块如博棋子，大便痛楚，呕恶。一岁之中，必四五发。医者以热毒治之，绝不取效。余诊其脉，举之则大，按之则缓，湿与风俱也。荆芥、防风、羌活、独活、苍术、白术、茯苓、木通、川芎、当归、黄芪、桔梗、甘草，十剂旋效。更以酒糊为丸，人参汤送，以杜其根蒂。

积聚案

襄阳郡侯于鉴如，酒后腹痛，久而痛处渐坚。余曰："脉大而长，且搏指矣，必有坚积。然两尺濡软，不敢峻攻。"先以四君子汤补完胃气，然后与攻积丸，下十数行，皆黑而韧者，腹中之痛犹未尽也。经曰："大积大聚，其可犯也，衰其半而止。"但以补中益气加蓬术为丸，服两月而霍然。

伤寒狂躁案

休邑吴文哉，伤寒发躁，面赤足冷，时时索水，却不能饮。伊弟日休问余决短期。手扬足掷，难以候脉。五六人制之，方得就诊。脉大而无伦，按之如无。余曰："浮大沉小，阴证似阳，谓之阴躁。与附子理中汤，当有生理。"日休骇曰："医者十辈至，不曰柴胡、承气，则曰三黄、石膏，今反用热剂，乌乎敢哉！"余曰："内真寒而外假热，服温补犹救十中之七，若用寒凉，立见败坏矣。"日休卜之吉。遂用人参四钱，熟附一钱，白术二钱，干姜一钱，甘草八分，煎成，冰冷与饮。甫一时许，而狂躁稍定。数剂而神清气爽。

血厥案

京卿须日华，暴怒伤阴，吐血甚多。余思《内经》云："大怒则血菀于上，令人薄厥。"今血厥而呕数升，金气大虚，而木寡于畏也。以人参一两，培养金宫。且木欲实，金当平之。又况血脱益气，治其母也。以沉香三钱制肝木，更以炮姜少许为向导之兵。再进而血始定。然脉法则已违度矣。经云："至如颓土，按之不得，是肌气予不足，白葉发而死。"言木克土也。及期果验。

肺热癃闭案

江右袁启莘，居恒劳心，遇事沉滞。时当仲夏，溲便不通。五苓、六一，累进无功。诊其两寸洪大，知为心火刑金，故气化不及州都也。黄连、知、柏、麦冬、牛膝、茯苓、人参，两剂而小便如泉。

痿废案

金陵朱修之，八年痿废，更医殆遍，卒无中病者，千里招余。诊其六脉有力，按之搏指，犹是强饭。此心阳独亢，壮火炎蒸，古称脉痿者是也。以承气下数行，右足展舒。再下之，手中可以持物。更以芩、连、栀、酒蒸大黄蜜丸，以参汤送。一月之内，积滞尽去，四肢皆能屈伸。余曰："今积滞既祛，真元虚惫。"与三才膏十斤，尽剂而康复。如是元气之实，如是治法之峻，如是相信之专，皆得未曾有，不可以为训也。

胸痛案

文学顾六吉，胸中有奇痛，不吐则不安者，已历两载。偶为怒触，四十日不进浆粥，三十日不下溲便，面赤如绯，神昏如醉。终事毕备，以为旦夕死矣。余视其脉，举之则濡，按之则滑。是胃中有火，膈上有痰，浸淫不已，侵犯膻中，壅遏心窍，故迷昧乃尔。以沉香、海石、胆星、瓦楞子、牛黄、雄黄、天竺黄、朱砂、冰、麝为细末，姜汁、竹沥和沸汤调送。初进犹吐其半，继进乃全纳矣。随服六君子加星、香、姜、沥，两日而溲便通，三日而糜饮进。调摄百余日，遂复其常。

疟疾案

征君陈眉公，患三日疟，浃气未瘥。素畏药饵，尤不喜人参。余诊其脉，浮之则濡，沉之则弱，营卫俱穷，故绵延不已。因固请曰："素不服参者，天界之丰也。今不可缺者，病魔之久也。正气虚惫，脉如悬丝，而可拘以常乎？变通趋时，不得失也。"先服钱许，口有津生，腹无烦满，乃色喜云："素所胶而不化者，今日发吾覆矣。敢以性命委重，惟兄所命耳。"遂以人参一两，何首乌一两，煎成，入生姜汁一钟。甫一剂而势减七八，再进而疟遂截。

腹满案

给谏许霞城，悲郁之余，陡发寒热，腹中满闷。医者谓为外感风而内夹食也。余独以为不然。举之无浮盛之象，按之无坚搏之形，安在其内伤外感乎？不过郁伤中气耳。以补中益气加木香、白蔻，十剂而复其居处之常。

双足肿痛案

别驾施笠泽，两足肿重，痛若虎啮，叫号彻于户外。自用四物汤加槟榔、木通、牛膝、苡仁，数饮之，病不少杀。余曰："阴脉细矣，按之至骨则坚，未可竟以虚责也。况两膝如绯，拊之烙手。当以黄柏五钱为君，木通四钱为佐，槟榔一钱为使，日进两剂，可使遄已。"笠泽颔余言，遂遵服之。十余剂后，竟安适如常矣。

痰祟身痛案

文学朱文哉，遍体如虫螫，口舌糜烂，寅卯时必见二鬼执盘餐以献。向余怆哭曰："余年未满三十，高堂有垂白之亲，膝下无承欢之子，一旦抱疴，二鬼来侵，决无生理。倘邀如天之赐，得以不

死，即今日之秦越人矣。"遂叩头流血。诊其寸脉，
乍大乍小，亦意其为祟矣。细察两关，弦滑且大，
遂断定为痰饮之向。投滚痰丸一服，微有所下，而
病患如故。更以小胃丹下痰及积，身痛减半，至明
日而鬼亦不见矣。更以参、术煎汤送小胃丹，复下
数行，病若失矣。

阳虚腹痛案

内侄陆文蔚之内，自上脘抵少腹奇痛欲绝，有
以山栀、枳、朴为治者，痛反弥甚。余曰："脉诚数
矣，独不察其沉则软乎？不第土惫，抑且火衰。"六
君子加姜、桂大剂饮之，痛且应手减矣。而原医者
犹曰："是火证也，复以火助之，痛得劫而暂伏，未
几将不可知已。"文蔚鄙其言，竟信余勿疑。调治一
月，而康复如常。

小肠痈案

门人薛昙孚之内，十五岁，腹痛异甚，面黄体瘦。幼科与之清热，女科与之通经疏气，大方与之补血养气，越一月而腹痛转剧。余察其皮肤甲错，左尺独数，是小肠有痈。今脉数，知脓已成，当以药溃之。与葵根一两，皂角刺二钱，陈皮三钱，两剂而脓血大下。更以太乙膏为丸，参芪汤送，一月而愈。

大肠痈案

光禄卿吴玄水夫人，腹满而痛，喘急不能食。或以中满治之，无效。余诊其脉，右尺偏大，皮肤甲错。余曰："此大肠痈也。"先与黄芪、白术、陈皮、当归、白芷托里，三日而脉始数，数则脓已熟矣。用黄芪、皂刺、白芷、穿山甲加葵根五钱，连投两剂而脓溃如注，昏晕不能支。即饮独参一两，更以八珍汤补养一月始康。

喘促神昏案

邑宰夏彝仲太夫人，年届八袟。因彝仲远任闽中，忧思成疾，忽发热头疼。诸医误作伤寒，夺其饮食，恣行发散。才一剂而汗出如洗，气促而喘，神昏而倦，业已治凶具矣。始问治于余，诊其脉，大而无力。余曰："即令进食而投参芪，犹惧或失之；反夺其食而攻之，未遽绝者幸耳。"用人参、黄芪各五钱，白术三钱，橘、半各一钱五分，甘草六分，煨姜三钱。诸医皆曰；"喘为气壅，参芪入口，即不可救。"余百口陈辨。赖许霞城至，力赞决之。甫一剂而喘汗差减。倍用参、术至一两，证愈七八，惟食未强耳。此火衰不能生土，加熟附二钱，干姜一钱，服二月乃痊。

谵狂案

儒者吴君明，伤寒六日，谵狂笑语，头痛有汗，大便不通，小便自利。众议承气下之。余诊其脉，浮而大；察其腹，不硬不痛。因思仲景云："伤寒不大便六七日，头疼有热，小便清，知不在里，仍在表也。"方今仲冬严寒，宜与桂枝汤。众皆咋舌云：谵狂为阳盛，桂枝入口必死。余笑曰："汗多神昏，故有妄语。虽不大便，腹无所苦，和其营卫，必自愈耳。"遂违众用之。及夜而笑语皆止，明日大便自通。故夫病变多端，不可胶执。既有谵语，而能察为表证者，百不得一也。向使病家狐疑，误行下剂，其不立毙者几希。

热结旁流案

医者王月怀，伤寒五六日以来，下利日数十行，懊侬目胀。一时名医共议以山药、苡仁补之，且曰：

"不服是药，泻将脱矣。"余独曰："脉沉且数，按其腹便攒眉作楚，此协热自利，谓之旁流，非正粪也，当有燥屎。"饮以承气汤，果得结粪数枚，利乃止，懊恼乃定。

背心痛

明经俞元济，背心一点痛，久而渐大。每用行气和血，绝不取效。余问之曰："遇天阴觉痛增否？"元济曰："天阴痛即甚。"余曰："脉既滑而遇阴辄甚，其为湿痰无疑。"以胃苓汤加半夏三钱，数剂而不知痛所在矣。

汗出昏倦案

刑部主政徐凌如，劳与怒并，遂汗出昏倦，语言错乱，危笃殆甚。迎余视之，脉滑而软，为气大虚而痰上涌，以补中益气汤加半夏、附子，四日而稍苏。更以六君子加姜汁、熟附，几两月而病乃却。

癫狂案

文学张方之，久忧暴惊，遂发颠妄。或补心神，或逐痰涎，均无裨也。求治于余。余曰："六脉结而有力，非大下其痰，无由痊也。"先服宁志膏三日，遂以小胃丹下之。三月之内，服小胃丹数次，去痰积始尽。更以归脾、妙香加牛黄、龙骨为丸，剂毕而康。向使不与下之，或虽下之未必屡屡下之，以尽其痰，遂成痼疾矣。

痰瘀噎膈案

邑侯张孟端夫人，忧愤交乘，食下辄噎，胸中隐隐痛。余诊曰："阳脉滑而阴脉搏，痰血互凝之象也。"以二陈汤加归尾、桃仁、郁金、五灵脂，连进四剂，证犹未衰。因思人参与五灵脂同剂，善于浚血。即以前剂入人参二钱，倍用五灵脂，再剂而血从大便出，十剂而噎止，弥月而竟安矣。

虚寒噎膈案

金元之之内患噎，胸腹有奇痛。以经阻故，诸医咸以瘀血处疗。余察其脉，细为气衰，沉为寒痼，反与攻血，岂非加霜于雪乎？况自上及下处处皆痛，明征非血矣。参、芪、术各二钱，木香、姜、桂各一钱，煎成，和醇酒进之。甫入口便快，半月而痛去如扫矣。自是岁服理中汤，数年弗辍。

躁热头痛案

顾淡之，劳神之后，躁热异甚，头角掣痛，时作时止。医者夺其食而与之解表，越四日而热不衰，议将攻里。余细视之，脉不浮紧，安得表耶？又不沉实，安得里耶？只有少阴大而无力，为劳神太过，乃虚烦类伤寒也。若禁其食，即益其疾耳。便以糜粥与之，且与大剂归脾汤，不十日安矣。

类中风案

钱台石年近六袟，肢体不能转侧，昏倦不能语言，鼻窍不利，二便俱秘。是心肺俱虚，为类中风也。日伐其气，并攻其痰，已濒于危矣。比余诊之，六脉洪盛，按之搏指。此至虚有盛候，以形色验之灼然也。法当从证不从脉，补中为主，方可回生。举家惑于他言，两日不决。余曰："今日不进药，将为性命忧矣。若补之而病进，余独任其咎"乃以补中益气加秦艽、天麻、竹沥、姜汁，再剂而神清，十日而转侧利便。珍摄半载，始获全愈。

吐血蒸热案

大宗伯董玄宰少姜，吐血喘嗽，蒸热烦心。先与清火，继进补中，药饵杂投，竟无少效，而后乞治于余。余曰："两尺沉且坚，小腹按之即痛，此有下焦瘀血，法当以峻剂行之。若与平和之剂行血，则坚血不得行也。"以四物汤加郁金、穿山甲、蛰虫、大黄,武火煎服。一剂而黑血下二碗。而痛犹未去。更与一服,又下三四碗而痛方止。遂以十全大补丸四斤,而康复如常。

痰气哮喘案

文学顾明华,十年哮喘,遍治无功,始向余叩首乞哀,泪潸然下。余诊其两寸俱涩,余部俱实。涩者痰凝之象,实者气壅之征。非吐利交行,则根深蒂固之痰,何能去耶?幸其恪遵余言,半载之间,吐者五次,下者七次,更以补中之剂加鸡子、秋石,暮年而永绝其根。

风痰哮喘案

王遂初,老于经商,患哮喘者二十年矣。偶值舟次谈及,问余尚可治否?余曰:"年望六旬,困顿日久,恐不可治。姑与诊之,喜其脉尚有神,右寸浮滑，是风痰胶固于太阴之经。"以杏仁、防风、甘、桔、白芥子、麻黄，连进三剂，而病状大减。因以丹溪治哮丸与之，仍日进六君子汤。喜其不畏药饵，连服无间，经岁而痊。

虫咳久嗽案

张远公，久嗽。得药如水，委命待尽。一日以他事晤谈，自谓必不可治，姑乞诊之。余曰："饥时胸中痛否？"远公曰："大痛。"视其上唇有白点，痛发则口角流涎，此虫啮其肺，故咳嗽耳。用百部、乌梅煎膏与服。居十日而痛如失，嗽竟止矣。令其家人从净桶中索之，得寸白虫数十条，自是永不复发。

心疝案

上舍宋敬夫，心腹大痛，伛偻不可以仰。日与行气和血，无益也。余诊其左寸滑而急，视其气不能以息，偶得一咳，攒眉欲绝。此为心疝无疑。亟令其以酱姜进粥。乃取小茴香、川楝子、青木香、广木香、茱萸、木通、玄胡索、归身、青皮，一服而痛减，五日而安。

气滞癃闭案

先兄念山，谪官浙江按察，郁怒之余又当炎暑，小便不通，气高而喘。以自知医，频服胃苓汤不效。余曰："六脉且大且结，乃气滞也。"但以盐炒枳壳八钱，木通三钱，生姜五大片，急火煎服。一剂遂通，四剂霍然矣。

心脾痛案

邑宰章生公，南都应试。时八月初五日，心脾痛甚，食饮皆废。诊其两寸，涩而无力。与大剂归脾汤加人参三钱、官桂二钱。生公曰："尝闻痛无补法，骤补实所不敢，得无碍场期乎？"余曰："第能

信而服之，敢力保其无碍。若误投破气与寒凉，其
碍也必矣。"遂煎服之，不超时而痛减；续进一剂，
痛竟止，而场事获峻。

脱发案

陈邃玄令郎，年十六岁，发尽脱落，无一茎存
者。其脉数而大。余曰："肾之合骨也，其荣发也。
多食甘则骨痛而发落，此《内经》之言也。"揣其股
髀间骨，果觉大痛。遂以还少丹加生地、当归作丸，
日服一两。兼进清胃汤。半载之间，发尽出矣。

发热神昏呕吐案

孝廉俞彦直，肌肤灼热，神气昏闷，闻食即呕，
强进即吐，困惫不能支。医者欲与温补，而众论挠
之。彼告彦直云："必延李士材商之。"比余至，按
之热处在骨间，脉亦沉而搏，此伏火也。不敢徇情
面而违至理。乃以黄连一钱五分，山栀、黄柏各一

钱，枳壳、陈皮各二钱，甘草五分，煎成入姜汁三匙。服之四剂而痊。更以六味丸加生脉散，调摄决岁。

谵妄案

章仲舆令爱，未出阁时，困于邪祟，终日谵妄。日与安神、化痰、祛邪、辛香之剂，已无遗用，病不少间也。余曰："六脉忽大忽小，忽浮忽沉，确为祟象。"内服八毒赤丸。外以帛紧拴两臂，复以二拇指相并扎定，以小艾炷于两介甲侧肉处灼之。甫十壮而乞哀愿去。更与四壮，旦日复报七壮，而祟遂绝矣。

离魂证案

鞠上舍，有所抑郁，蒸热如焚，引饮不休。奄奄床褥，喃喃呓语。每言户外事，历历如见。始则指为伤寒，继则疑为鬼祟。药饵日投，病且日进，方来乞治于余。诊得肝脉浮濡，肺脉沉数。余曰："木性虽浮，肝则藏血藏魂，而隶于下焦，脉当沉长而弦。金性虽沉，肺则主气藏魄，而居乎至高，脉当浮短而涩。肺燥而失其相傅之权，则肝为将军之官，无所畏制，遂飞扬而上越，不能自藏其魂耳。尝闻魄强者魂安，今魄弱而魂不肯退藏，乃逐虚阳而放荡，此名离魂。魂既离矣，则出入无时，故户外事皆能闻且见也。当急救肺金之燥，使金气足而肝木有制，则归魂不难耳。"因以清燥汤加减，人参、黄芪、天冬、麦冬、五味子、当归以润肺养气，芍药、枣仁、栀子、甘草以摄肝归魂，橘红、沉香使九天之阳下降，升麻、柴胡使九地之阴上升。两剂而呓语顿止，十剂而烦渴皆除。摄治一月，而病魔永遁。

促脉案

燕都王湛六兄，以脾泄求治，神疲色瘁。诊得促脉，或十四五至得一止，或十七八至得一止。余谓其原医者曰：法在不治。而医者争之曰："此非代脉，不过促耳，何先生之轻命耶？"余曰："是真元败坏，阴阳交穷，而促脉呈形。与稽留、凝泣而见促者，不相侔也。"医者唯唯。居一月而果殁。

代脉案

善化令黄桂岩，心疼夺食，脉三动一止，良久不能自还。原医云：五脏之气不至，法当旦夕死。余曰："古人谓痛甚者脉多代。周梅屋云：'少得代脉者死，老得代脉者生。'今桂岩春秋高矣，而胸腹负痛，虽有代脉，安足虑乎？"果越两旬而桂岩起矣。故欲穷脉之变者，非博学人不能也。

卷十 经络

小序

经络藏象，稍关诊法者，靡不疏解于前矣。又恐初学记诵为难，乃悉摹其形于右，使一览无遗，亦古人左图右史之意也。若脏腑之轻重，悉准之经文。至人之大小不齐，未可执一而论，要不过示其大略耳。折衷前贤之说以释焉，间附臆见，惟识者鉴之。

十二经歌

太阳小肠足膀胱，阳明大肠足胃当；少阳三焦足胆配，太阴手肺足脾乡；少阴心经足为肾，厥阴包络足肝方。

此歌上者为手。

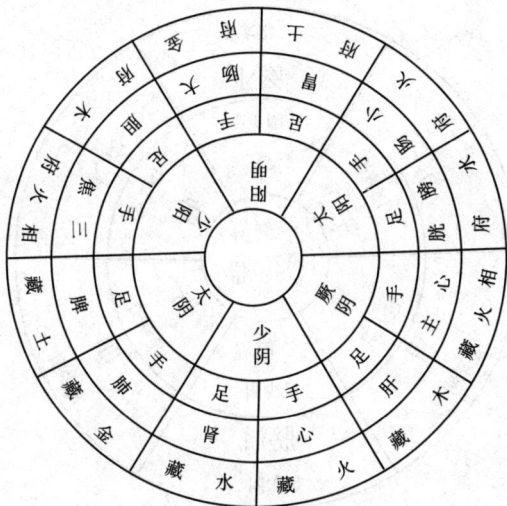

十二经脏腑图

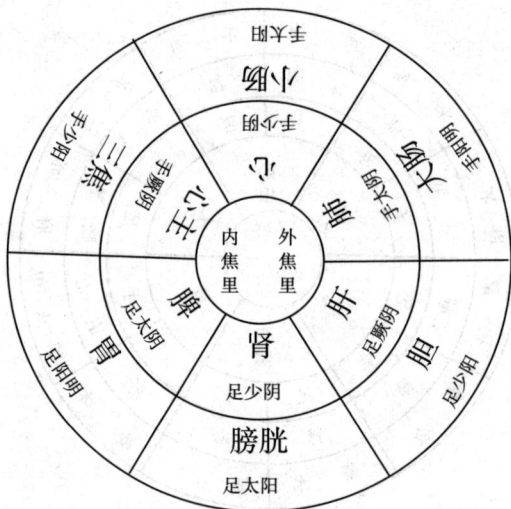

十二经脏腑表里图

十二经纳甲歌

此歌诸腑配阳，诸脏配阴。

甲胆乙肝丙小肠，丁心戊胃己脾乡，庚属大肠辛属肺，壬属膀胱癸肾藏。三焦阳府须归丙，包络从阴丁火旁。

旧云："三焦亦向壬中寄，包络同归入癸方。"虽三焦为决渎，犹可言壬；而包络附心主，安得云癸？且二脏表里皆相火也。今改正之。

十二经气血多少歌

多气多血惟阳明，少气太阳同厥阴，二少太阴常少血，六经气血须分明。

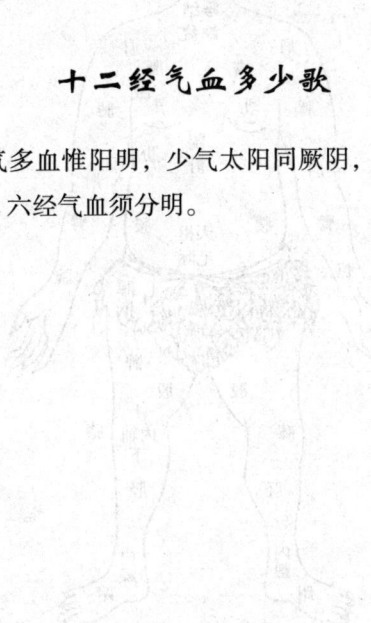

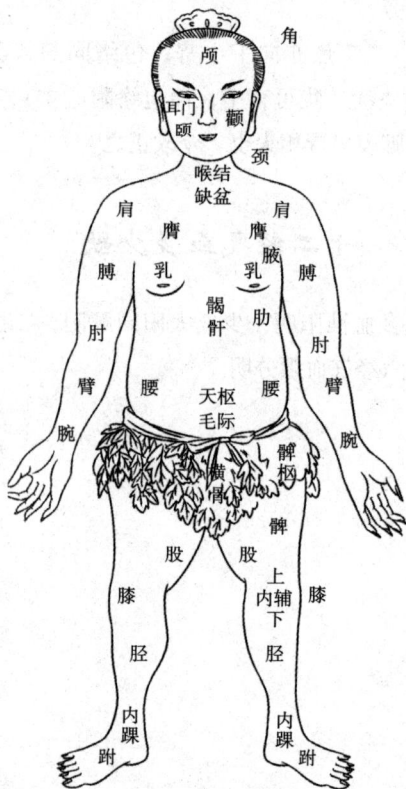

仰人骨度部位图

伏人骨度部位图

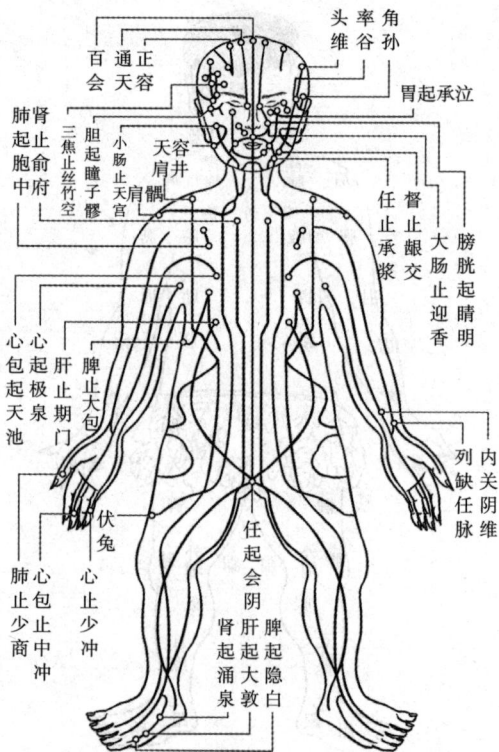

仰人全图

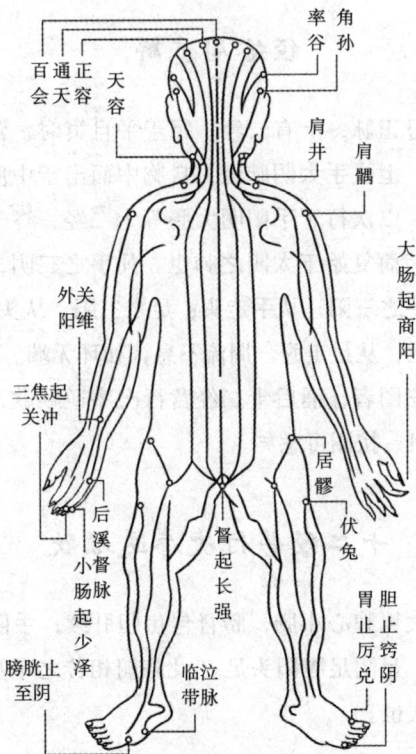

率谷
角孙
肩井
肩髃
大肠起商阳
百会
通天
正天容
天容
外关
阳维
三焦起
关冲
居髎
伏兔
后溪
小肠起
少泽
督起
长强
胆止
窍阴
胃止
厉兑
膀胱止
至阴
临泣
带脉

伏人全图

经络周流解

人身正脉，十有二经。每于平旦寅时，营气始于中焦，上注手太阴肺经，自胸中而出于中府，至于少商。以次行于手阳明大肠等十二经，终于足厥阴肝经，而复始于太阴之肺也。凡手之三阴，从脏走手；手之三阳，从手走头；足之三阳，从头走足；足之三阴，从足走腹。周流不息，如环无端。

前三图者，诵后十二经营行次序逆顺歌，则其首尾一贯，按图可悉矣。

十二经营行次序逆顺歌

肺大胃脾心小肠，膀肾包焦胆肝续；手阴藏手阳手头，足阴足腹阳头足。（此脏腑相传之序及上下所行之次也。）

经络次序

出《十四经发挥》。十二经络，始于手太阴。其支者，从腕后出次指端，而交于手阳明。手阳明之支者，从缺盆上挟口鼻，而交于足阳明。足阳明之支者，从跗上出大指端，而交于足太阴。足太阴之支者，从胃别上膈，注心中，而交于手少阴。手少阴无支者，直自本经少冲穴而交于手太阳。手太阳之支者，别颊上至目内眦，而交于足太阳。足太阳之支者，从髆内左右别下合腘中，下至小指外侧端，而交于足少阴。足少阴之支者，从肺出注胸中，而交于手厥阴。手厥阴之支者，从掌中循小指次指出其端，而交于手少阳。手少阳之支者，从耳后出至目锐眦，而交于足少阳。足少阳之支者，从跗上入大指爪甲，出三毛，而交于足厥阴。足厥阴之支者，从肝别贯膈，上注肺，入喉咙之后，上额循巅，行督脉，络阴器，过毛中，行任脉，入缺盆，下注肺中，而复交于手太阴也。

手阳明大肠经　足阳明胃经　手太阳小肠经　足太阳膀胱经　手少阳三焦经　足少阳胆经

手太阴肺经　足太阴脾经　手少阴心经　足少阴肾经　手厥阴心包经　足厥阴肝经

任脉　督脉

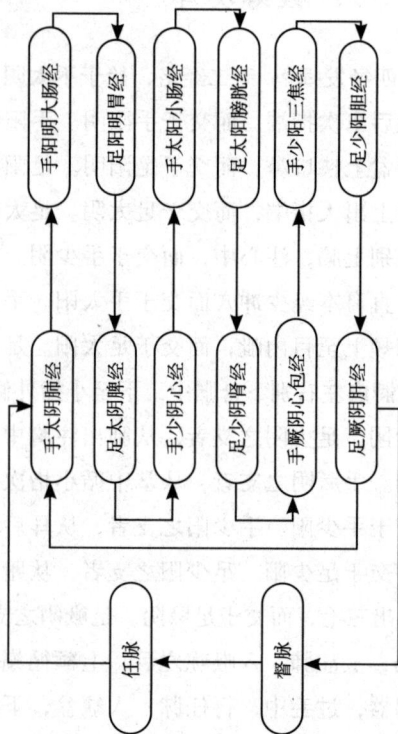

十四经流注图

十二经脉起止歌

经始太阴，而厥阴最后。穴先中府，而终则期门。原夫肺脉，胸中始生，出腋下而行于少商，络食指而接乎阳明。大肠起自商阳，终迎香于鼻外。胃历承泣而降，寻历兑于足经。脾自足之隐白，趋大包于腋下。心由极泉而出，注小指之少冲。小肠兮起端于少泽，维肩后上络乎听宫。膀胱穴自睛明，出至阴于足外。肾以涌泉发脉，通俞府于前胸。心包起乳后之天池，络中冲于手中指。三焦始名指之外侧，从关冲而丝竹空。胆从瞳子髎穴，连窍阴于足之四指。肝因大敦而上，至期门而复于太阴肺经。

十二经脉起止图

周身经络部位歌

脉络周身十四经，六经表里督和任。阴阳手足经皆六，督总诸阳任总阴。诸阳行外阴行里，四肢腹背皆如此。督由脊骨过龈交，脐腹中行任脉是。足太阳经小指藏，从跟入腘会尻旁，上行夹脊行分四，前系睛明脉最长。少阳四指端前起，外踝阳关环跳里，从胁贯肩行曲鬓，耳前耳后连眦尾。大指次指足阳明，三里天枢贯乳行，腹第三行通上齿，环唇侠鼻目颧迎。足有三阴内联廉，厥中少后太交前。肾出足心从内踝，侠任胸腹上廉泉。太厥两阴皆足拇，内侧外侧非相联。太阴内侧冲门去，腹四行兮挨次编。厥阴毛际循阴器，斜络期门乳肋间。手外三阳谁在上，阳明食指肩髃向，颊中钻入下牙床，相逢鼻外迎香傍。三焦名指阳明后，贴耳周回眉竹凑。太阳小指下行低，肩后盘旋耳颧遘。还有三阴行臂内，太阴大指肩前配，厥从中指腋连胸，极泉小内心经位。手足三阳俱上头，三阴穴止乳胸游；唯有厥阴由颡后，上巅会督下任流。经脉从来皆直行，络从本部络他经。经凡十四络十六，请君切记须分明。

十六络者，自十五络之外，复有胃之大络，名曰虚里也。

十二经流注时序歌

肺寅大卯胃辰宫，脾巳心午小未中，膀申肾酉心包戌，亥三胆子丑肝通。

此歌出《子午流注》等书及张世贤等注释。其以十二时分配十二经，似乎近理。然而经之长短，穴之多寡，大相悬绝，又安能按时分配？且失五十周于身之义。今亦录之，以俟辨正。

手太阴肺

手太阴肺经，左右共二十二穴。以下十四经，共六百七十穴。

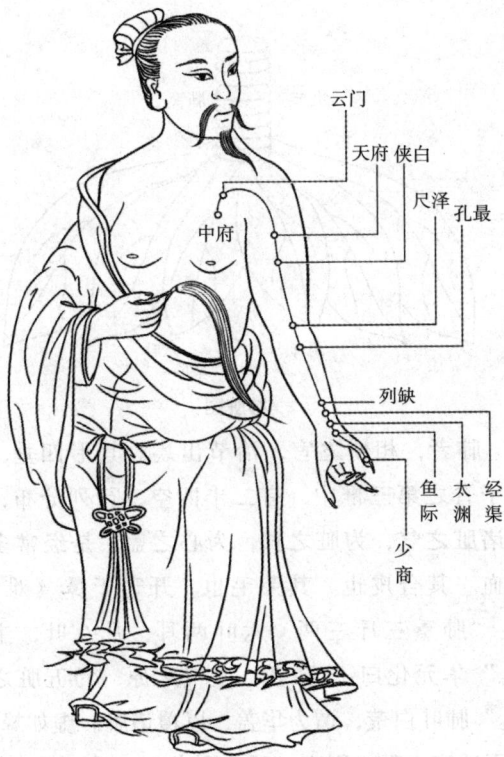

云门
天府 侠白
尺泽 孔最
中府
列缺
鱼 太 经
际 渊 渠
少
商

手太阴肺经

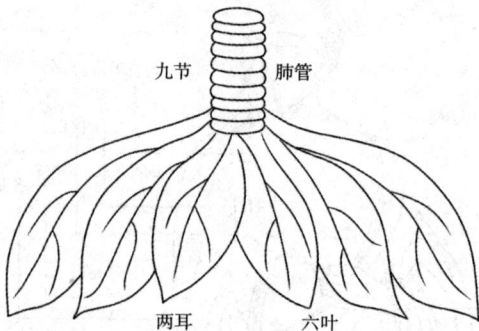

九节　　肺管

两耳　　六叶

肺脏图

肺者，相傅之官，治节出焉。其形四垂，附着于脊之第三椎中，有二十四空，行列分布，以行诸脏之气，为脏之长，为心之盖。是经常多气少血。其合皮也。其荣毛也。开窍于鼻。《难经》曰："肺重三斤三两，六叶两耳，凡八叶，主藏魄。"华元化曰："肺者，生气之原，乃五脏之华盖。"肺叶白莹，谓为华盖，以覆诸脏。虚如蜂窠，下无透窍，吸之则满，呼之则虚，一呼一吸，消息自然，司清浊之运化，为人身之橐籥。肺者，市也，百脉朝会之处所也。凡饮食入胃，不敢自专，地道卑而上行，上朝于肺；肺乃天道，下济而光明，水精四布，五经并行，下输膀胱，小便自利。岂以肺如都市，聚他处之物，而仍散之他处，故字从肉从市。

手阳明大肠

手阳明大肠经，左右共四十穴。

大肠者，传道之官，变化出焉。回肠当脐左回十六曲，大四寸，径一寸寸之少半，长二尺一寸。受谷一斗，水七升半。

广肠傅脊以受回肠，乃出滓秽之路。大八寸，径二寸寸之大半，长二尺八寸。受谷九升三合八分合之一。是经多气多血。《难经》曰："大肠重二斤十二两，肛门重十二两。"按：回肠者，以其回叠也。广肠者，即回肠之更大者。直肠者，又广肠之末节也，下连肛门，是为谷道后阴，一名魄门。总皆大肠也。

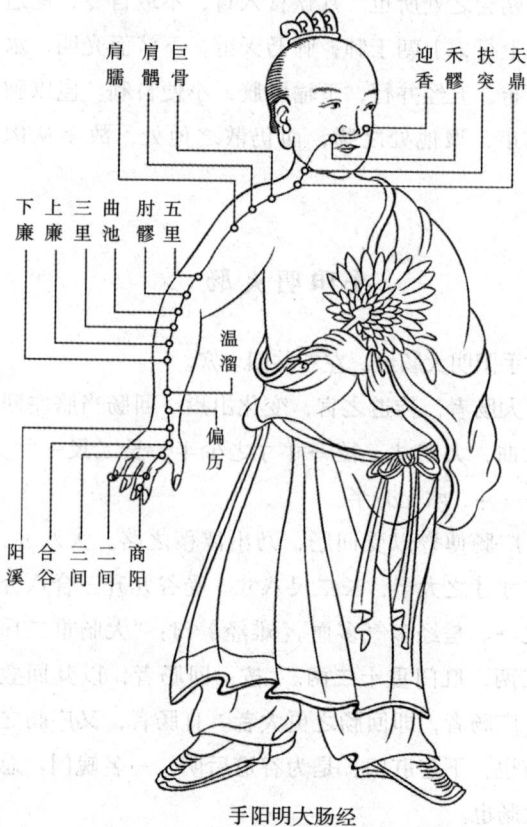

肩髃 肩髃 巨骨

迎香 禾髎 扶突 天鼎

下廉 上廉 三里 曲池 肘髎 五里

温溜

偏历

阳溪 合谷 三间 二间 商阳

手阳明大肠经

　　大肠为传道之官，有变易之义，上受胃家之糟粕，下输于广肠，旧谷出而新谷可进，故字从肉从易。又畅也，通畅水谷之道也。

　　大肠上口，即小肠下口。

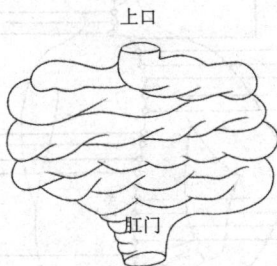

上口

肛门

大肠腑图

足阳明胃

　　足阳明胃经，左右共九十穴。

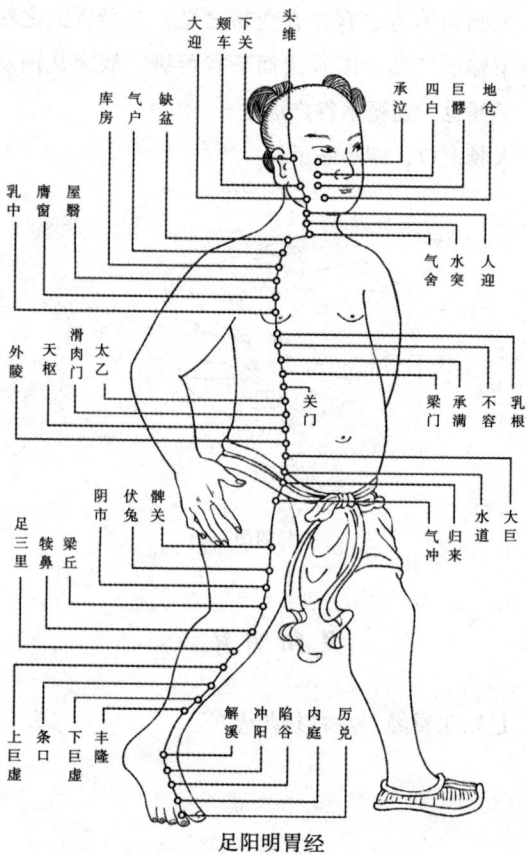

足阳明胃经

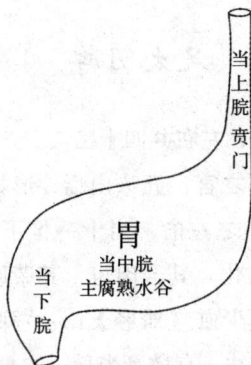

胃腑图

脾胃者，仓廪之官，五味出焉。胃者，水谷气血之海也。胃大一尺五寸，径五寸，长二尺六寸，横屈。受水谷三斗五升。其中之谷常留二斗，水一斗五升而满。是经多气多血。《难经》曰："胃重二斤一两。"

胃者汇也，饮食汇聚于此，而为谷之府也。

胃之上口，名曰贲门。饮食之精气，从此上输于脾肺，宣播于诸脉。胃之下口，即小肠上口，名幽门。

足太阴脾

足太阴脾经，左右共四十二穴。

脾者，仓廪之官，五味出焉，形如刀镰，与胃同膜，而附其上之左俞，当十一椎下。闻声则动，动则磨胃而主运化。其合肉也，其荣唇也。开窍于口。是经常多气少血。《难经》曰："脾重二斤三两，广扁三寸，长五寸，有散膏半斤。主裹血，温五脏，主藏意与智。"滑氏曰："掩乎太仓。"华元化曰："脾主消磨五谷，养于四傍。"

脾者，卑也。在胃之下，裨助胃气以化谷也。

《遗篇·刺法论》曰："脾为谏议之官，知周出焉。"

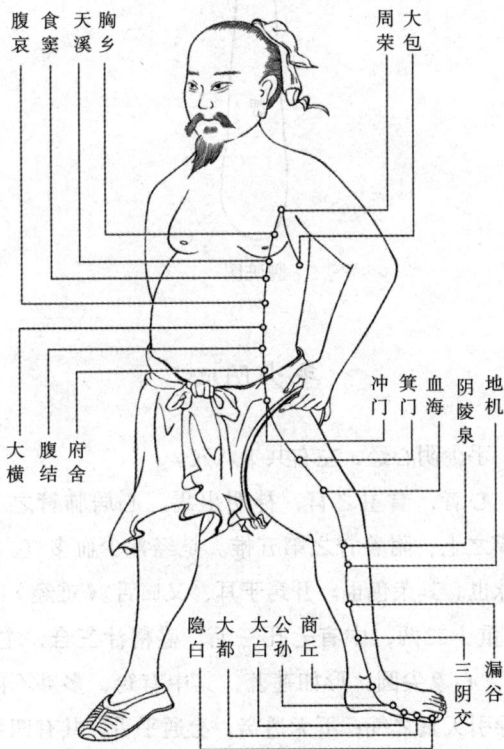

腹 食 天 胸
哀 窦 溪 乡

周 大
荣 包

冲 箕 血 阴 地
门 门 海 陵 机
　　　　泉

大 腹 府
横 结 舍

隐 大 太 公 商
白 都 白 孙 丘

漏 谷
三 阴 交

足太阴脾经

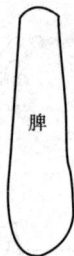

脾脏图

手少阴心

手少阴心经，左右共十八穴。

心者，君主之官，神明出焉。心居肺管之下，膈膜之上，附着脊之第五椎。是经常少血多气。其合脉也。其荣色也。开窍于耳，又曰舌。《难经》曰："心重十二两，中有七孔三毛，盛精汁三合，主藏神。"心象尖圆，形如莲蕊，其中有窍，多寡不同，以导引天真之气；下无透窍，上通乎舌。共有四系，以通四脏。心外有赤黄裹脂，是为心包络。心下有膈膜，与脊胁周回相着，遮蔽浊气，使不得上熏心肺，所谓膻中也。

心字移右之一点于下之左，即火字也。心主火。

四脏皆系于心。心者，惺也。言心气旺，则能惺惺而运其神明也。

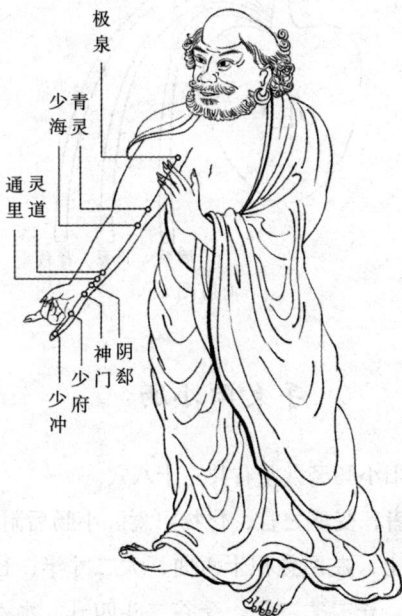

手少阴心经

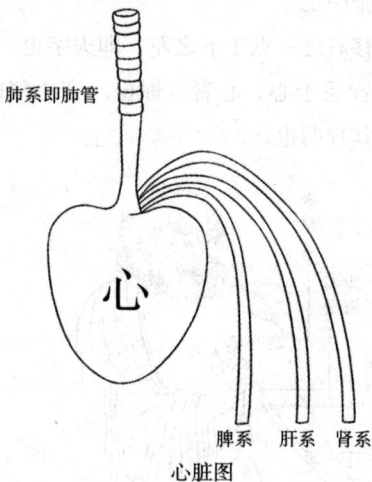

心脏图

手太阳小肠

手太阳小肠经，左右共三十八穴。

小肠者，受盛之官，化物出焉。小肠后附于脊，前附于脐上，左回叠积十六曲，大二寸半，径八分分之少半，长二丈二尺。受谷二斗四升，水六升三合合之大半。小肠上口在脐上二寸，近脊，水谷由此而入。复下一寸，外附于脐，为水分穴，当小肠下口，至是而泌别清浊，水液渗入膀胱，滓秽流入大肠。是经多血少气。《难经》曰："小肠重二斤十四两。"小肠上口即胃之下口。小肠下口即大肠上口，名阑门。

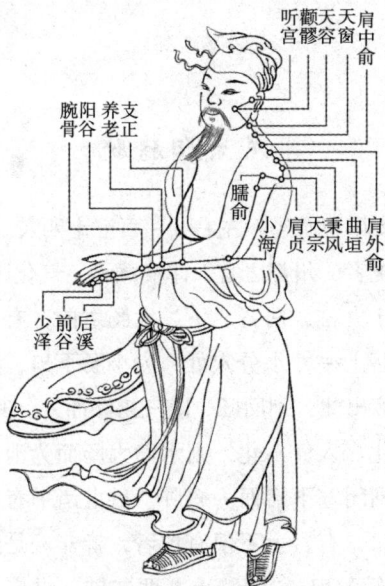

听颧天天肩
宫髎容窗中俞

腕阳养支
骨谷老正

臑俞

小肩天秉曲肩
海贞宗风垣外俞

少前后
泽谷溪

手太阳小肠经

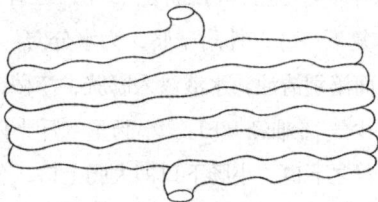

小肠腑图

足太阳膀胱

足太阳膀胱经，左右共一百三十四穴。

膀胱者，州都之官，津液藏焉，气化则能出矣。膀胱当十九椎，居肾之下，大肠之前，有下口无上口。当脐上一寸水分穴处，为小肠下口，乃膀胱上际，水液出此，别回肠，随气泌渗而入。其出其入，皆由气化。入气不化，则水归大肠而为泄泻；出气不化，则闭塞下窍而为癃肿。后世诸书有言其有上口无下口，有言上下俱有口者，皆非。是经多血少气。《难经》曰："膀胱重九两二铢，纵广九寸，盛溺九升九合；口广二寸半。"

　　膀者，言其横于前阴之旁以通水也。胱者，言
其质之薄而明也。合而言之，以其由虚而实，旁通
水道也。下联前阴，溺之所出。

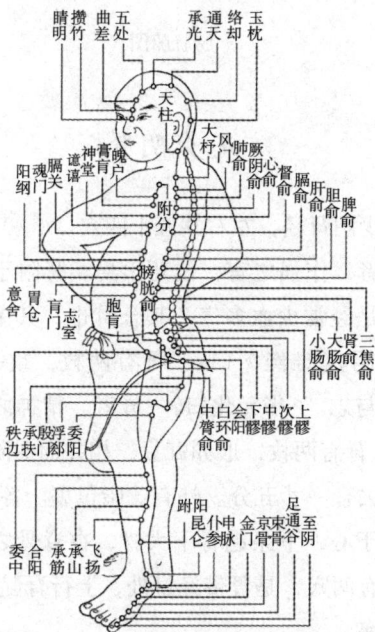

足太阳膀胱经

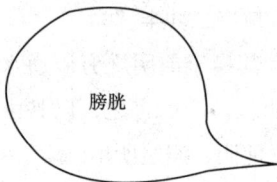

膀胱腑图

足少阴肾

足少阴肾经，左右共五十四穴。

肾者，作强之官，伎巧出焉。肾附于脊之十四椎下。是经常少血多气。其合骨也，其荣发也。开窍于二阴。《难经》曰："肾有两枚，重一斤二两。主藏精与志。"华元化曰："肾者。精神之舍，性命之根。"肾有两枚，形如豇豆，相并而曲附于脊之两傍，相去合一寸五分。外有黄脂包裹。各有带二条，上条系于心，下条趋脊下大骨，在脊骨之端如半手许，中有两穴，是肾带经过处，上行脊髓，至脑中，连于髓海。

肾，任也。主骨而任周身之事。故强弱系之。

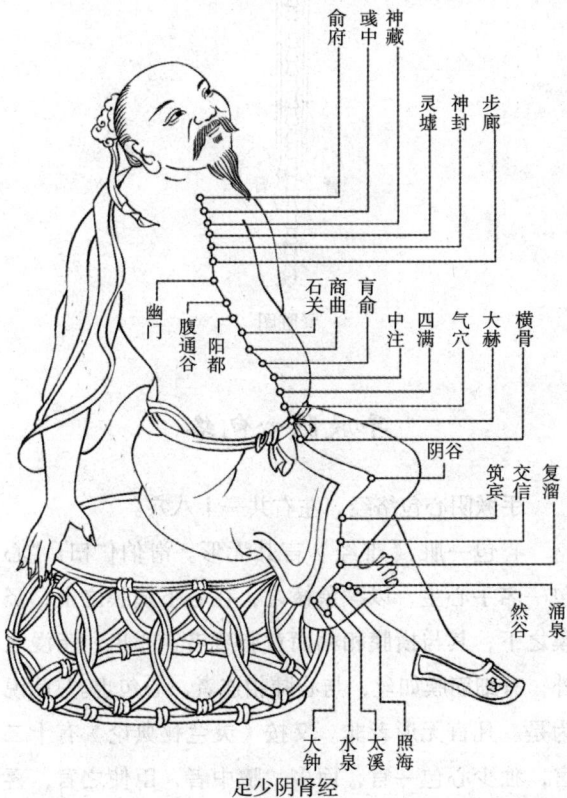

足少阴肾经

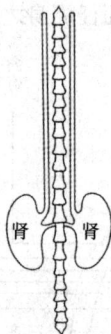

肾脏图

手厥阴心包络

手厥阴心包络经，左右共一十八穴。

心包一脏，《难经》言其无形。滑伯仁曰："心包一名手心主，以藏象棱之，在心下横膜之上，竖膜之下，其与横膜相粘而黄脂裹者，心也。脂漫之外，有细筋膜如丝，与心肺相连者，心包也。"此说为是。凡言无形者非。又按《灵兰秘典论》有十二官，独少心包一官，而多"膻中者，臣使之官，喜乐出焉"一节。今考心包脏居膈上，经始胸中，正值膻中之所；位居相火，代君行事，实臣使也。此一官者，其即此经之谓欤。

包络者，护卫心主，不使浊气干之，正由君主云有宫城也。

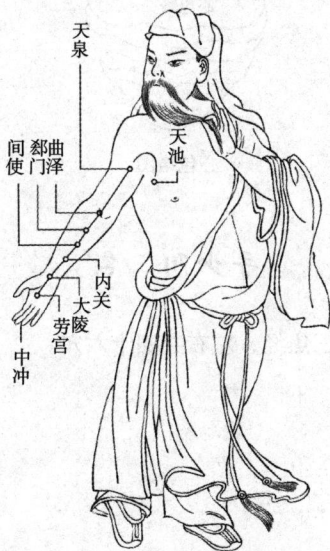

手厥阴心包络经

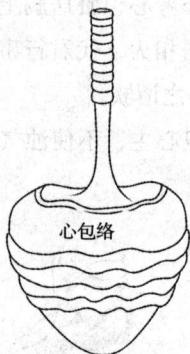

心包络图

手少阳三焦

手少阳三焦经，左右共四十六穴。

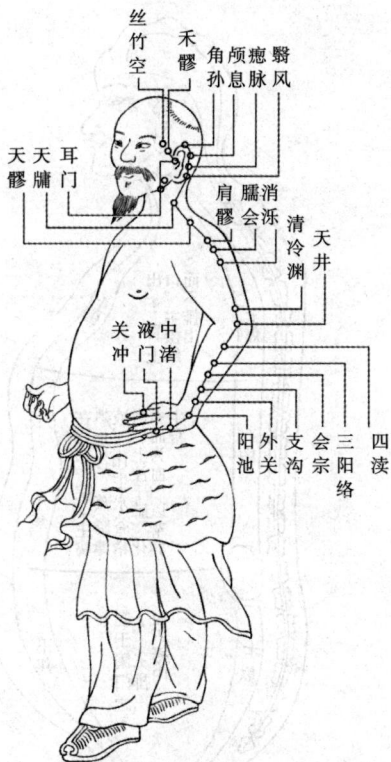

丝竹空　禾髎　角孙　颅息　瘈脉　翳风

天髎　天牖　耳门

肩髎　臑会　消泺　清冷渊　天井

关冲　液门　中渚

阳池　外关　支沟　会宗　三阳络　四渎

手少阳三焦经

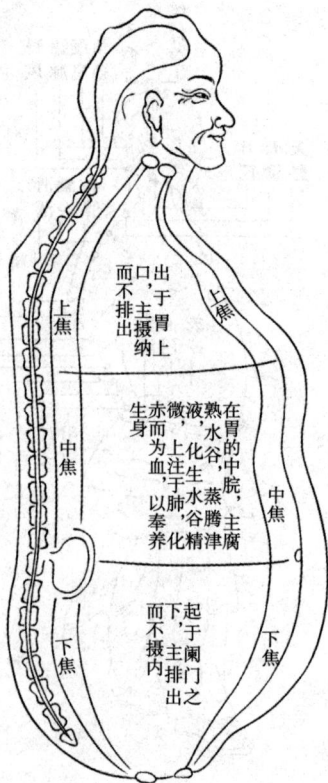

三焦腑图

三焦者，决渎之官，水道出焉。是经少血多气。

《中藏经》曰："三焦者，人之三元之气也，总领五脏六腑、营卫经络、内外左右上下之气。三焦通则内外左右上下皆通，其于周身灌溉，和内调外，营左养右，导上宣下，莫大于此。"

三焦者，统上中下而言，故曰三；切近于脏腑，故曰焦。上焦出于胃上口，主内而不出。中焦当胃之中脘，主腐熟水谷，蒸津液，化精微，上注于肺，化而为血，以奉生身。下焦起阑门之下，主出而不内。

足少阳胆

足少阳胆经，左右共八十八穴。

胆者，中正之官，决断出焉。《难经》曰："胆在肝之短叶间，重三两三铢，长三寸，盛精汁三合。"是经多血少气。华元化曰："胆者，中清之府，号曰将军。"主藏而不泻。

胆者，担也。言其有力量，善担当者也。

《六节藏象论》曰："凡十一脏，皆取决于胆也。"

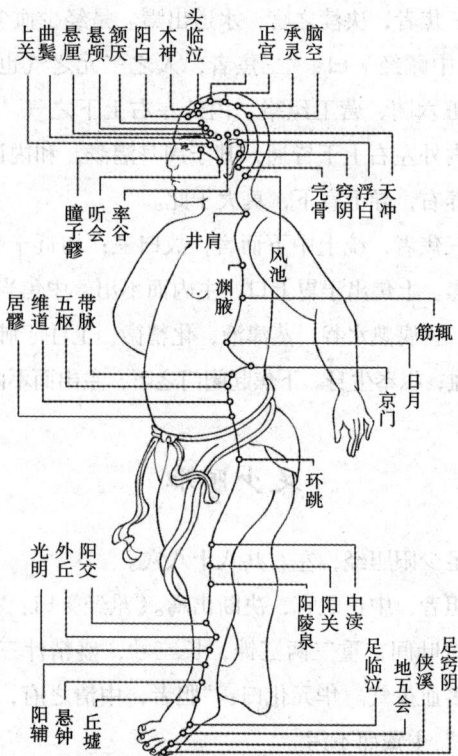

上关 曲鬓 悬厘 悬颅 颔厌 阳白 木神 头临泣 正宫 承灵 脑空

瞳子髎 听会 率谷 井肩 风池 完骨 窍阴 浮白 天冲

居髎 维道 五枢 带脉 渊腋 筋辄 日月 京门

环跳

光明 外丘 阳交 阳关 中渎 阳陵泉 足临泣 足窍阴 侠溪 地五会

阳辅 悬钟 丘墟

足少阳胆经

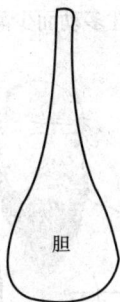

胆腑图

足厥阴肝

足厥阴肝经，左右共二十八穴。

肝者，将军之官，谋虑出焉。肝居膈下，上着脊之九椎下。是经常多血少气。其合筋也，其荣爪也。主藏魂。开窍于目。其系上络心肺，下亦无窍。《难经》曰："肝重二斤四两，左三叶，右四叶，凡七叶。"《刺禁论》曰："肝生于左。"滑氏曰："肝之为脏，其治在左；其脏在右胁，右肾之前，并胃，着脊之第九椎。"

肝者，干也。其性多动而少静，好干犯他脏者也。

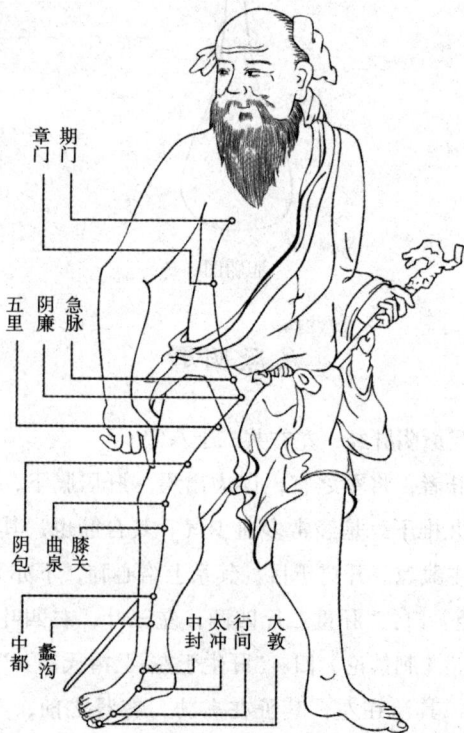

期
门

章
门

急
脉

阴
廉

五
里

膝
关

曲
泉

阴
包

中
都

蠡
沟

中
封

太
冲

行
间

大
敦

足厥阴肝经

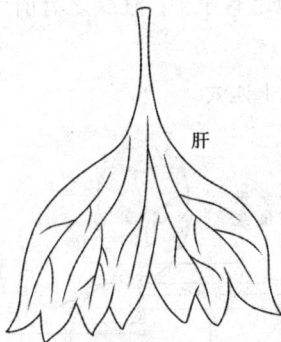

肝脏图

任督解

任督二脉，为人身阴阳之纲领。任行于腹，总诸阴之会，故为阴脉之海。督行于背，统诸阳之纲，故为阳脉之海。二脉皆起于会阴。启玄子曰："《甲乙经》《图经》以任脉循背者，谓之督脉；自少腹上者，谓之任脉，亦谓之督脉。则是以背腹阴阳别为名目耳。然冲脉亦起于胞中，并足少阴而上行，是任脉、督脉、冲脉，乃一源而三岐者。故人身之有腹背，犹天地之有子午；任督之有前后，犹二陆之分阴阳也。"

任脉，二十四穴。

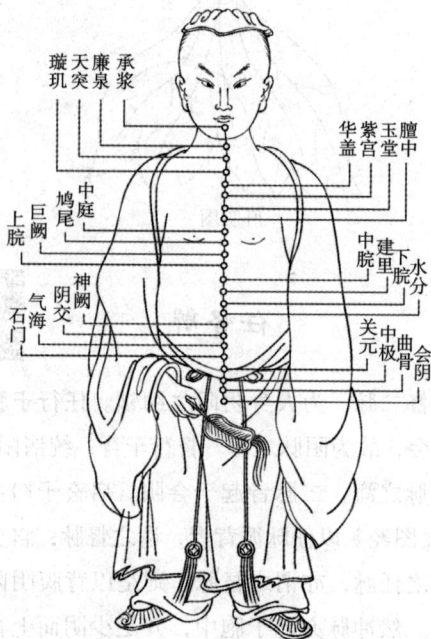

璇玑 天突 廉泉 承浆

华盖 紫宫 玉堂 膻中

中庭 鸠尾 巨阙 上脘

中脘 建里 下脘 水分

神阙 阴交 气海 石门

关元 中极 曲骨 会阴

任脉

督脉，二十八穴。

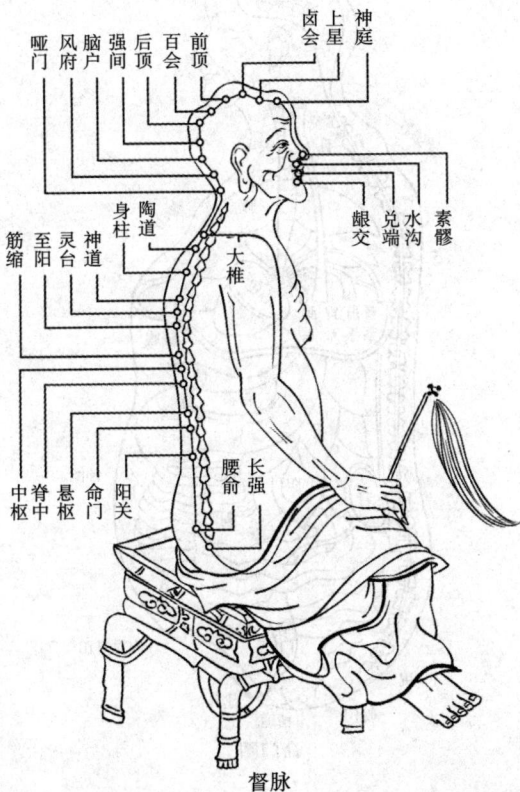

督脉

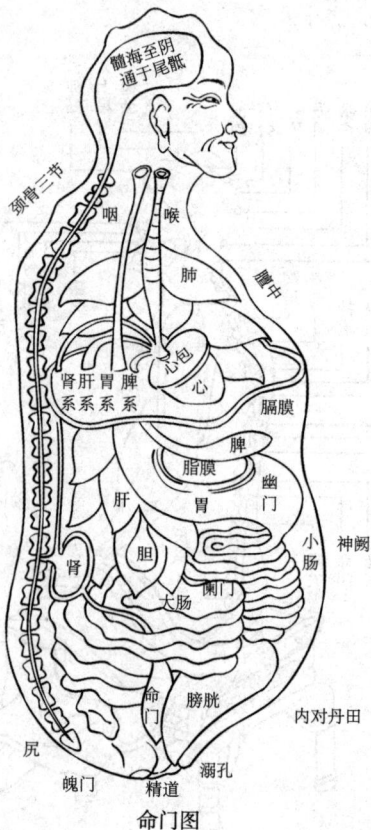

命门图

髓海至阴 通于尾骶

颈骨三节

咽 喉

肺

膻中

肾肝胃脾 系系系系

心包 心

膈膜

脂膜

脾

幽门

肝

胃

胆

小肠 神阙

阑门

大肠

肾

命门 膀胱

内对丹田

尻

魄门 精道 溺孔

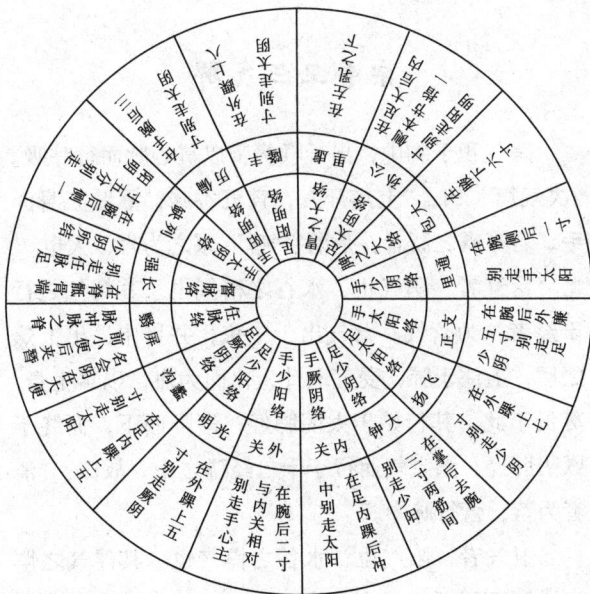

十六络穴图

《经脉》止十五络。《平人气象论》曰:"胃之大络,名曰虚里。"是共十六络也。然足太阴络曰公孙,而复有脾之大络曰大包;足阳明络曰丰隆,而复有胃之大络曰虚里;故诸经之络皆一,而惟脾胃之络皆二。

宗营卫三气解

宗气积于胸中，出于喉咙，以贯心脉而行呼吸。《决气篇》曰："上焦开发，宣五谷味，熏肤充身泽毛，若雾露之溉者，是谓宗气。"宗之为言，大也。

营气者，阴气也，水谷之精气也。其精气之行于经者，为营气。营气出于中焦，并胃中，出上焦之后，上注于肺，受气取汁，化而为血，以奉生身，莫贵于此。其行始于太阴肺经，渐降而下，而终于厥阴肝经，随宗气而行于十二经隧之中。故曰："清者为营，营行脉中。"

卫气者，阳气也，水谷之悍气也。其浮气之慓疾滑利而不循于经者，为卫气。卫气出于下焦，渐升而上，每日平旦阴尽，阳气出于目之睛明穴，上行于头，昼自足太阳始，行于六阳经，以下阴分；夜自足少阴始，行于六阴经，复注于肾。昼夜各二十五周，不随宗气而自行于各经皮肤分肉之间。故曰："浊者为卫，卫行脉外。"

面部图

《五色》曰："明堂者，鼻也。阙者，眉间也。庭者，颜也。蕃者，颊侧也。蔽者，耳门也。其间欲方大，去之十步，皆见于外，如是者寿，必中百岁。"明堂骨高以起，平以直，五脏次于中央，六腑挟其两侧，首面上于阙庭，王宫在于下极，五脏安于胸中。真色以致，病色不见，明堂润泽以清，五官恶得无辨乎！

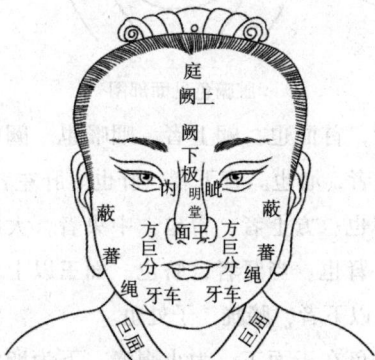

面部图

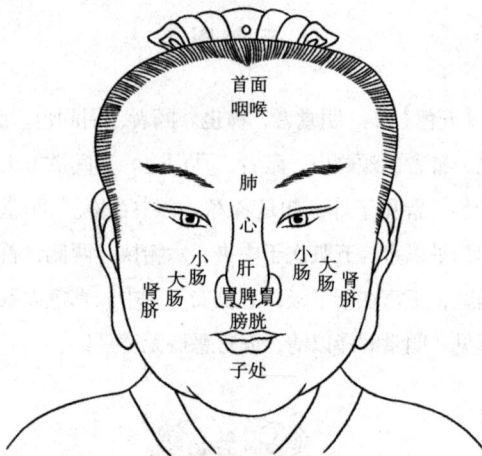

脏腑色见面部图

庭者，首面也。阙上者，咽喉也。阙中者，肺也。下极者，心也。直下者，肝也。肝左者，胆也。下者，脾也。方上者，胃也。中央者，大肠也。挟大肠者，肾也。当肾者，脐也。面王以上者，小肠也。面王以下者，膀胱、子处也。

男子色在于面王，为小腹痛，下为卵痛，其圆直为茎痛；在女子为膀胱、子处之病。散为痛，抟为聚。

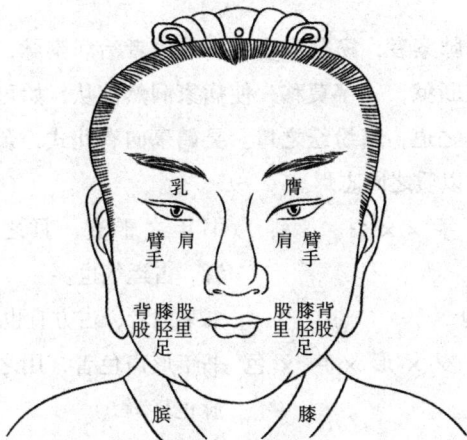

肢节色见面部图

颧者，肩也。颧后者，臂也。臂下者，手也。目内眦上者，膺乳也。挟绳而上者，背也。循牙车以下者，股也。中央者，膝也。膝以下者，胫也。当胫以下者，足也。巨分者，股里也。巨屈者，膝膑也。此五脏六腑肢节之部也。

脉案图式

脉案者，窃公案之义。凡医者治病察脉，譬诸老吏断狱，一字莫移，使病家洞然信从，始可以接从上之道，塞纷纭之口。吴鹤皋向有此式，余为订定，以质之同志焉。

××年××月	书年之干支、月之春秋者，占运气也。
×地	书某地者，占方宜也。
××岁×形×声×色	书年形声色者，用之以合脉也。
×苦×乐	书苦乐者，占七情也。
×××日	书始验何日者，占久近也。
×××药×验×	问其病证药物，内书其验否者，以斟酌己见也。
昼×夜	书昼夜寒热者，辨气血也。
喜恶×物	书喜恶何物者，察阴阳脏腑也。

脉×× 　　　　　　　书脉状者，以之合年形声
　　　　　　　　　　色病证也。

经曰××××××××× 　书经旨者，如法家引律，
　　　　　　　　　　使不可逃也。

病名××××× 　　　书病名者，用药如用兵，
　　　　　　　　　　师出贵有名也。

××××××××××× 　书标本者，识轻重也。

×××××××××××××

××××××××××× 　书方药君臣之理者，欲病
　　　　　　　　　　人达而尝也。

×地×人 　　　　　　末书某地某人识，欲病家
　　　　　　　　　　志之，以验己之工拙也。

《随身听中医传世经典系列》书目

四、本草方论类

本草备要

神农本草经百种录

神农本草经读

太平惠民和剂局方

汤头歌诀

医方集解

校正素问精要宣明论方

五、外科类

外科正宗

疡科心得集

洞天奥旨

六、妇科类

女科百问

女科要旨

傅青主女科

七、儿科类

小儿药证直诀

幼幼集成

幼科推拿秘书

八、疫病类

时病论

温疫论

温热经纬

温病条辨

九、针灸推拿类

十四经发挥

针灸大成

十、摄生调养类

饮膳正要

养生四要

随息居饮食谱

十一、杂著类

内外伤辨惑论

古今医案按

石室秘录

四圣心源

外经微言

兰室秘藏

血证论

医门法律

医林改错

医法圆通

医学三字经

医学心悟

医学启源

医学源流论

医宗必读

串雅内外编

证治汇补

扁鹊心书

笔花医镜

傅青主男科

脾胃论

儒门事亲

获取图书音频的步骤说明：

1. 使用微信"扫一扫"功能扫描书中二维码。
2. 注册用户，登录后输入激活码激活，即可免费听取音频（激活码仅可供一个账号激活，有效期为自激活之日起 5 年）。

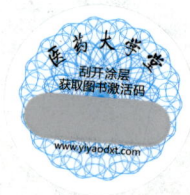

上架建议：中医·古籍

ISBN 978-7-5214-3015-8

9 787521 430158 >

定价：35.00 元